間違いだらけの「たんぱく質」の摂り方

藤田 聡
立命館大学
スポーツ健康科学部
教授

永岡書店

はじめに

なぜ、たんぱく質が必要なのか、本当に知っていますか？

たんぱく質は、炭水化物、脂質と並ぶ三大栄養素の一つ。

筋肉の材料となるだけではなく、骨や皮膚、髪、爪から内臓、血管壁まで、体のあらゆる部分の構成要素となっています。

また、**ホルモンや酵素、免疫細胞のもとにもなり、代謝や免疫機能、体調の維持などにも欠かせないもの**です。

人生100年時代といわれますが、長い人生を病気に負けず、健やかに過ごすために、**たんぱく質は最重要栄養素**といってもよいでしょう。

書籍やテレビ、インターネットでも取り上げられる機会が増え、たんぱく質の重要性は以前に比べれば広く理解されるようになってきました。

しかし、一般には、たんぱく質がなんとなく重要だということはわかっていても、「たんぱく質を毎日ちゃんととっていますか？」と聞かれて、自信を持って「はい、十分とっています」と答えられる人は、かなり少ないのではないでしょうか。

「1日にどれくらいたんぱく質をとっていればいいのか？」——わからないという人が大半でしょう。

たんぱく質については、ほとんどの人が知っているようで、知らないことが多いのです。

しかも、**たんぱく質についての誤解や勘違いも少なくありません。**

例えば、**「年を取ったら、肉食よりも粗食のほうが体にいい」というのも、大きな勘違いの一つ。**

年を取るとともに食が細くなり、咀嚼《そしゃく》力も落ちてくるので、高齢者は食べやすいコンビニ食や、うどんなどのめん類をとることが多くなり、どうしても糖質中心の食事に傾きます。

自然と粗食傾向が強まる結果、野菜をある程度とることはできていても、たんぱく質は不足しがちで、低栄養に陥ってしまうケースがしばしばあります。

高齢者の場合、**低栄養は、肥満やメタボリックシンドロームよりも死亡リスクが高い**といわれており、体重の減少や免疫力の低下を引き起こすおそれがあります。

低栄養をそのまま放置すれば、**筋肉量が低下した状態である「サルコペニア」や、心身が虚弱した「フレイル」となり、要介護状態へと一歩一歩近づいていく**ことになるのです。

本書では、たんぱく質についてのさまざまな勘違いを明らかにするとともに、最新の研究に基づいた「たんぱく質の新常識」をみなさんにわかりやすく提示しようと考えています。

・1日にどれだけのたんぱく質をとればよいのか。

・1日3食の食事を、どのような形でとれば、たんぱく質摂取が効率的に行えるのか。

・たんぱく質摂取は、肉ばかりを食べていればよいのか。

・肉が苦手という人はどうしたらよいのか。

・プロテインはどのように利用するのがよいのか。

等々、みなさんも、たんぱく質についてたくさんの疑問をお持ちかと思います。そんな疑問にできる限りお答えしていきます。

また、たんぱく質摂取と運動との関連についても詳しくお話しするつもりです。というのも、年を取ってから筋肉を維持していくためには、ただ、食事でたんぱく質をとっているだけでは十分ではないからです。

適切な運動とたんぱく質の摂取をセットで行うことが、筋肉を増やす唯一の方法であることがわかっています。

すぐに役立つたんぱく質摂取のコツや、たんぱく質食材のお勧めレシピ、簡単にできる筋トレなどもご紹介しますので、ぜひ参考にしてください。

40代、50代から年を重ね、60代以降のシニア世代へと移行していくとき、たんぱく質は、いよいよ重要度を増していく栄養素と考えられます。

中高年の人たちは、肥満や生活習慣病、動脈硬化などの予防のために、ダイエットしたり、食事に気を配ったりしてきた人が多いでしょう。

それらの配慮は、多くの慢性疾患の予防のために欠かせないものだったわけですが、**60歳を超えてシニア世代に入ると、少しずつ考え方をシフトさせていく必要が出てきます。**

これまで、糖質やカロリーのとりすぎに注意しなければならず、糖質制限やカロリー制限のダイエットを行ってきた人も多いでしょう。

しかし、シニア世代に入ると、今度は、**栄養過多ではなく、栄養不足のほうを心配する**必要が出てきます。年を取るにつれ、運動量が減り、食が細くなっていくと、低栄養のリスクが大きく高まってくるからです。

60代以降は、**生活習慣病にも配慮しながら、かつ、その一方で、低栄養から起こるサルコペニアやフレイルに対する目配りもしていかなければなりません。**

この年代は、いわば、中・壮年期から老年期へ入っていくにあたり、**健康意識の転換期**にもなっているといってもよいでしょう。

こうした事情があるからこそ、たんぱく質の摂取や運動について、エビデンス（科学的根拠）に基づいた正しい知識が欠かせません。

いつまでも元気はつらつと暮らしていくために、たんぱく質に関わる新しい常識を身につけて、たんぱく質を毎日適切に摂取し、あわせて運動も行っていきましょう。

まずは、たんぱく質に関する「勘違いチェック」から始めましょう！

藤田　聡

あなたの「たんぱく質」のとり方 間違っていませんか？

たんぱく質摂取＝肉食
ということ？

夕食に肉・魚を
食べておけば大丈夫!?

和食では、
たんぱく質が不足する？

たんぱく質を
とりすぎると太る!?

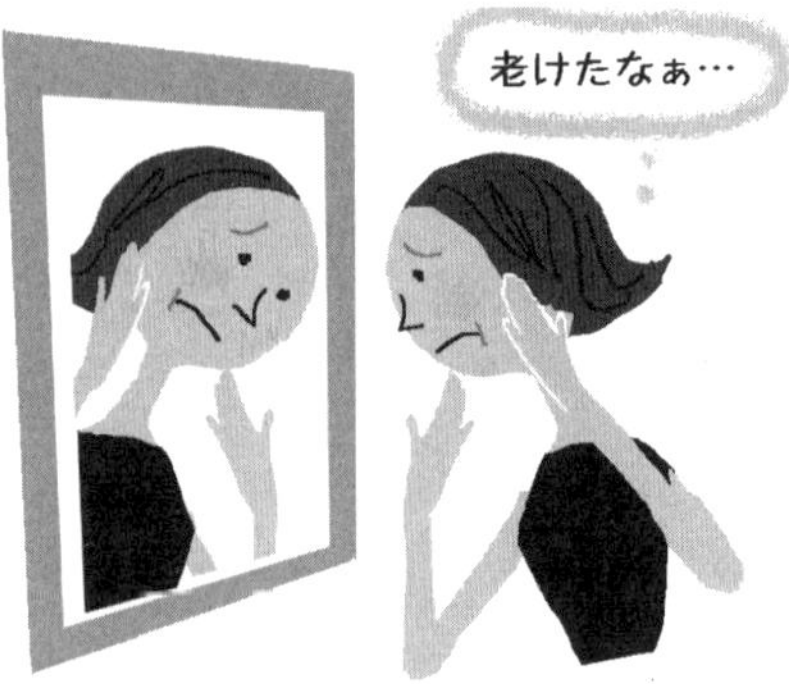

ダイエット、美肌効果、アンチエイジング
筋力アップ、免疫力アップ、疲労回復……

たんぱく質を
とりすぎると
腎臓が悪くなる?

植物性たんぱく質では、
筋肉が増えない?

たんぱく質摂取の
ベストタイミングは、
運動前?運動後?

プロテインは、
筋トレマニア向けの食品?

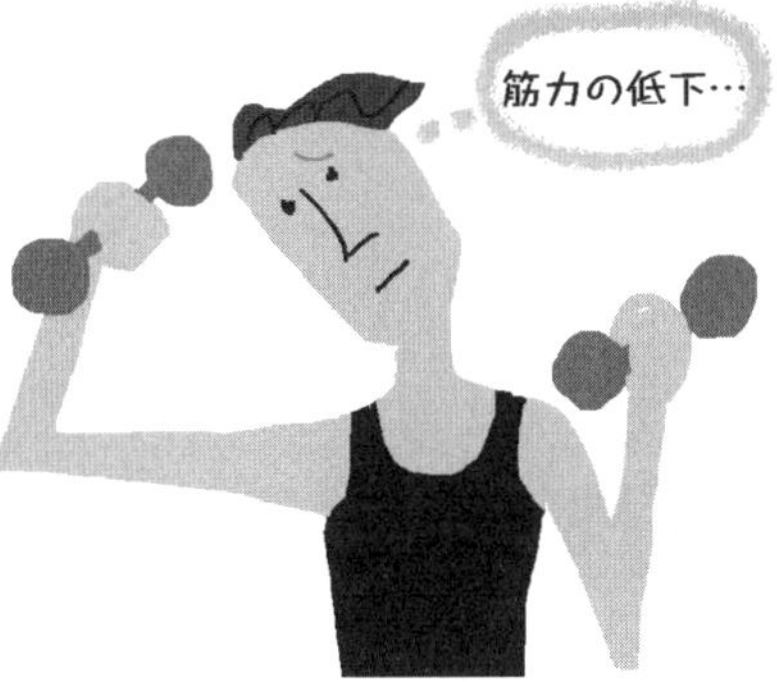

せっかく食べているのに、
効果が出ないなんてもったいない!!

知っておくと絶対に得する!

「たんぱく質」を効果的にとるテクニック

☑ 動物性と植物性のたんぱく質を **1対1のバランス** でとる P.84

☑ まとめ食いはNG! **1食20g以上** を目指す P.94

☑ 筋肉を増やすには **朝20gのたんぱく質** が最重要 P.97

☑ たんぱく質が足りないときは **プロテイン** を飲んで補う P.110

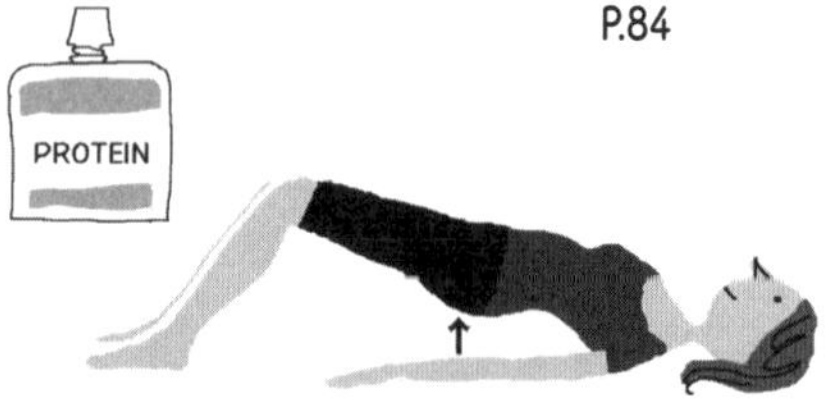

- ✓ コンビニの**たんぱく質チョイ足しフード**を利用する P.117
- ✓ **鶏むね肉、マグロの赤身**は高たんぱく・低脂肪でお勧め P.123
- ✓ 絹ごし豆腐より**木綿豆腐、高野豆腐**のほうが高たんぱく P.126
- ✓ **ビタミンD**といっしょにとると効果アップ！ P.142
- ✓ 運動をしない日も**1日3食**必ずとる P.223
- ✓ **筋肉合成のゴールデンタイム**に摂取する P.224

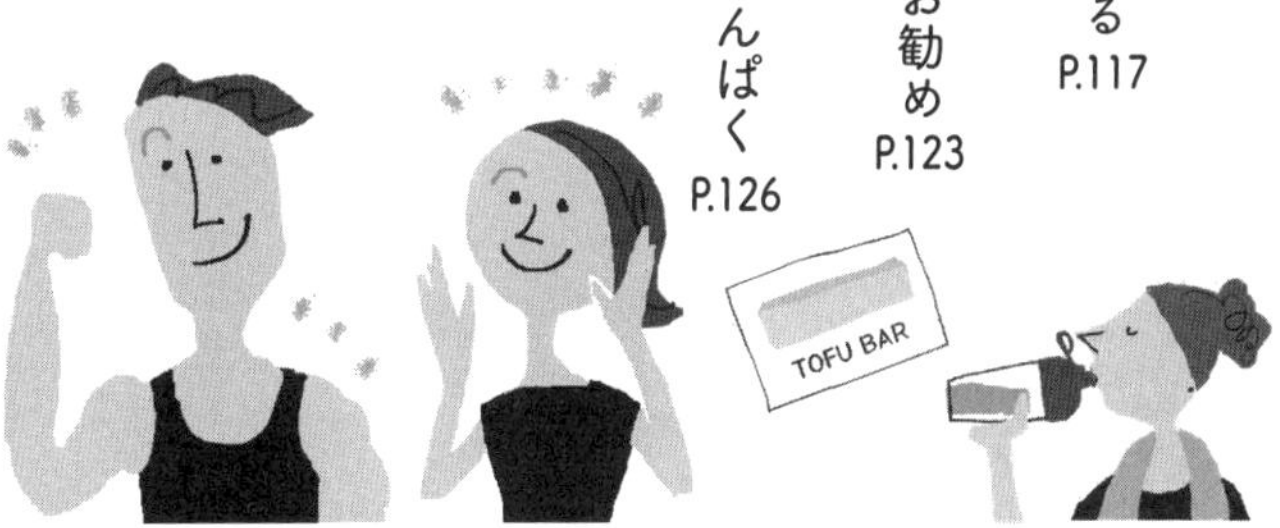

CONTENTS

第1章 あなたも不足している！ たんぱく質の落とし穴

第2章

絶対に老けない！ たんぱく質の効果的なとり方

CONTENTS

CONTENTS

第3章

体が若返る！「たんぱく質＋運動」で筋肉を増やすコツ

CONTENTS

第4章 知ると健康になる！ たんぱく質の基礎知識

第1章

あなたも不足している！
たんぱく質の落とし穴

体重は減ったけれど…
糖質制限ダイエットの落とし穴とは？

糖質制限ダイエットは、過去にはブームにもなり、現在ではすっかり市民権を得たダイエット法の一つになっています。みなさんの中にも、お試しになったことがある人はたくさんいらっしゃるでしょう。

そんな人気のダイエット法ですが、この**糖質制限ダイエットには〝意外な落とし穴〟がある**のです。

「低炭水化物ダイエット」や「ローカーボダイエット」などとも呼ばれますが、糖質制限は、もともと糖尿病の治療を目的として、炭水化物の摂取比率や摂取量を減らす食事療法として提唱されるようになったものです。

近年では、それが一般化し、ごはんやパンなどの糖質を多く含む主食を制限して、血糖値の急上昇を抑え、肥満を解消する目的で行われることが多くなっています。

しかし、糖質制限は、場合によっては、健康上あまり望ましくない影響を体にもたらしてしまうおそれがあります。というのも、**糖質を減らそうとするあまり、いっしょに、たんぱく質も減らしてしまうケースがしばしばある**ためです。

摂取する糖質を大きくカットすると、確かに血糖値が下がります。ところが、体は血糖値を一定に保ちたいので、血糖値を上昇させるために筋肉中の糖質（グリコーゲン）が分解されるのです。

このグリコーゲンは水分を多く抱えているため、グリコーゲンが減ることで、体重も減少することになります。糖質制限は、この初期段階でストンと体重が落ちやすいのです。

その結果を見ると、**確かにダイエットがうまくいきつつあるように見えます。しかしその後、グリコーゲンと水が抜けると、体重減少はたいてい停滞**します。そこからさらに体重を減らそうとすると、筋肉中のアミノ酸から糖質を作り出そうとするため、筋肉は分解され、**脂肪ではなく、筋肉がどんどん減っていく**ことになるのです。

しかも、糖質とともにたんぱく質の摂取量が不足していると、筋肉を合成するためのたんぱく質が足りなくなります。そのため、いよいよ筋肉がやせ細っていきます。

筋肉が落ちた後、次につくのは脂肪ばかり……

筋肉が減少してしまうと、基礎代謝（生命維持に使われるエネルギー）が下がります。

基礎代謝が下がれば、代謝が悪くなり、同じ量を食べても、以前と同じようにエネルギーを消費することができないため、かえって太りやすくなります。リバウンドも起こりやすくなるのです。

筋肉が落ちた後、次に太ると、筋肉の代わりにつくのは脂肪。そして、リバウンドすると、いよいよ不健康に太ってしまいます。

このように長い目で見ると、**厳しい糖質制限はよい結果をもたらすことが期待できず、むしろ健康被害をもたらすリスクのほうが大きい**といってよいのです。

糖質制限を行う際には、**糖質制限によって不足するエネルギーを、たんぱく質や脂質でしっかり補い、全体の摂取エネルギーをコントロールすることが肝心。**特に、運動による筋肉の分解を抑えるため、たんぱく質を十分とることに加えて、ダイエットの最中でも、適切な量の糖質をとっていく配慮が必要になります。

メタボ予防で陥りがちな食事制限の落とし穴とは？

中高年以降の人がいちばん気がかりなのは、メタボや生活習慣病。体重が増えて、高血圧や糖尿病、脂質異常症が進行すれば、血管が傷つけられて、動脈硬化も進行し、心筋梗塞や脳梗塞などの重篤な心血管疾患にもつながります。

シニア世代の人の中には、メタボや生活習慣病を予防・改善するために、ダイエットを心がけている人も多いでしょう。

特に、豚肉や牛肉に含まれる**動物性脂肪は、血液中の中性脂肪やコレステロールを増やす「飽和脂肪酸」が多く、そのとりすぎは、肥満や動脈硬**

化の一因になるとされています。

ただし、動物性脂肪を控える脂質制限を含めた食事制限（カロリー制限）を行う場合、先の糖質制限と同じようなリスクがあります。

肥満を気にするあまり、食事のカロリーを減らすと、たんぱく質の摂取量も減らしてしまうことになります。それは、健康面でのリスクを高めることにつながりかねないのです。**たんぱく質の摂取量を減らしてしまった結果、筋肉量が低下すれば、いったん体重が減っても、リバウンドしやすい太りやすい体になるばかり**です。

生活習慣病やメタボ予防のために、食事制限を行っている人は、たんぱく質の摂取量が減っていないかどうか、ぜひチェックしてみてください。

60代に入ったら、脂質のとりすぎに配慮するだけではなく、たんぱく質の摂取量についての目配りが欠かせないものとなってくることを覚えておいてください。

日本人のたんぱく質の摂取量は、2000年過ぎから急減している！

みなさんは、日頃からたんぱく質を十分に摂取できているでしょうか。

「自分は肉が大好きだから、きっとたっぷりとれているはず」

「バランスよく食べているつもりだから、ある程度足りているだろう」

「年を取って、肉はあまり食べなくなったから、足りないかも……」

等々、いろいろな感想がおありでしょう。

日本人全体で見てみると、たんぱく質の摂取量は1950年代以降、右肩上がりに増えていきました。

しかし、このたんぱく質摂取の増加ペースは、1990年代に入ると、頭

日本人のたんぱく質摂取量の推移

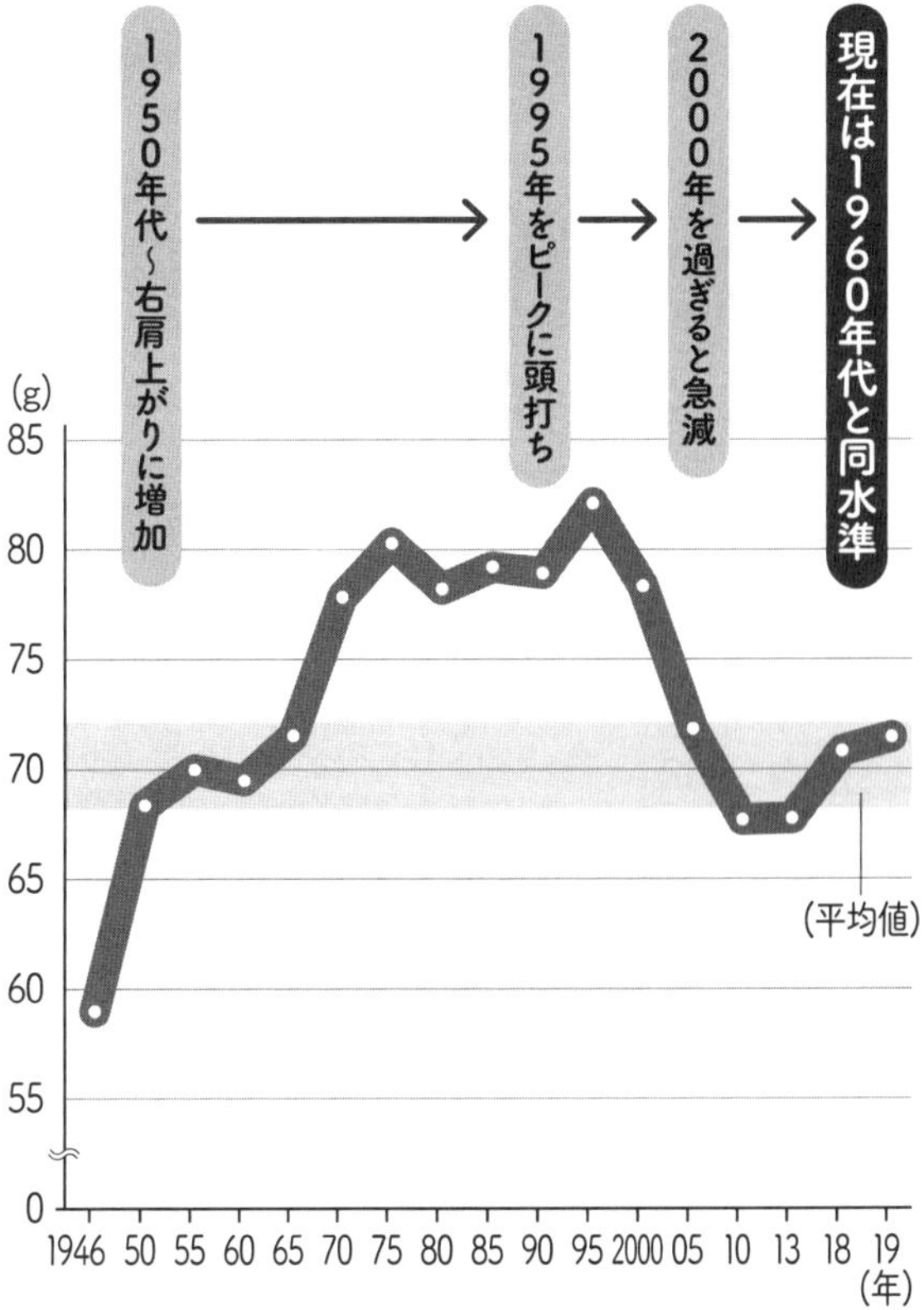

出典：1946〜1993年「国民栄養の現状」、1994〜2002年「国民栄養調査」、2003〜2019年「国民健康・栄養調査」（厚生労働省）より

打ちとなり、1995年をピークとして（81・5g）、しだいに減り始めます。
2000年を過ぎると急減していき、**2019年には、71・4gまで落ち込みました。現在、平均摂取量は、1960年代とほぼ同水準まで落ちているのです。**

では、なぜ、このようにたんぱく質の摂取量が減ってしまったのでしょうか。

これには、**ダイエットブームや、私たちの健康意識の高まり自体が影響している**と考えられます。前の二つの項目でふれたとおり、ダイエットのためや、生活習慣病予防のために、糖質や脂質を控える人、食事制限を行う人が大幅に増えました。こうした食事制限の際、糖質や脂質だけではなく、たんぱく質の摂取量もいっしょに減ってしまうことが少なくありません。

また、交通機関の発達や生活が便利になったことにより、体を動かす機会が少なくなりました。

さらに追い打ちをかけるように、コロナ禍以降、巣ごもり生活や仕事のリモート化によって、**老いも若きも運動不足**に悩まされるようになりました。それが、たんぱく質の摂取量を減らす遠因の一つになっているのでしょう。こうして、私たちの多くが気づかないうちに、たんぱく質の摂取不足に陥ってしまっている可能性があります。

たんぱく質は、炭水化物、脂質と並ぶ三大栄養素の一つで、筋肉や骨、皮膚など体の組織を作るだけではなく、ホルモンや免疫細胞の材料となるなど、**人体に欠かせない最重要栄養素**です。そのたんぱく質が、十分にとれていない人がたくさんいるということです。

たんぱく質が不足していると、体にさまざまな悪影響を及ぼします。中高年以降、特に高齢者にとっては深刻な問題です。**たんぱく質不足から生じる筋肉量の低下が進行すれば、それは文字どおり、健康寿命を脅かすことにつながっていく**からです。

意外と知らない!? たんぱく質摂取の推奨量と目標量の違いとは?

厚生労働省は「日本人の食事摂取基準(2020年版)」において、たんぱく質摂取の目標量を改訂しました。

摂取基準では、**推奨量と目標量**という二つの指標が用いられています。

推奨量というのは、わかりやすくいえば、「それ以上欠けると病気になるおそれがあるため、最低でもこれだけはとりたい量」ということです。**たんぱく質の1日の推奨量は、体重や活動量に関係なく、女性50g、男性60〜65g**とされています。

これに対して、**目標量は、「生活習慣病の発症予防のために、現在の日本**

人が当面の目標とすべき摂取量」と定義されています。

この目標量は、1日に摂取する全体のエネルギーを100％としたとき、糖質、脂質、たんぱく質をそれぞれ、どれくらいとればよいかを割合（％）で示したものです。

ちょっとわかりにくいのですが、推奨量と目標量には差があります。**推奨量は、健康維持のために守るべき最低限の数値であり、目標量は、よりよく健康を維持するために目標とすべき数値**になります。そのため、推奨量よりも目標量のほうが、数値が高くなっているのです。

これまで（2015年版）は、全世代で「1日のエネルギー量の13～20％をたんぱく質でとる」ことが目標とされてきました。

それが新しい基準では、年代別に分けられました。

- **50～64歳は、14～20％**
- **65歳以上は、15～20％**

このような数値にまで下限値が引き上げられたのです。

なお、たんぱく質はとりすぎてもよくないため、上限値も設けられています。今回、上限値についての変更はなく、下限値のみが引き上げられています。この下限値が引き上げられたところに、私たちのたんぱく質摂取不足に対する我が国の危機感が表れているといってもよいでしょう。

しかも、引き上げられた数値は、50～64歳で13％→14％、65歳以上で13％→15％となっています。

わずか1～2％と思えるかもしれませんが、**これは決して小さな数値ではありません。実際にとるべきたんぱく質の量に換算すると、かなりの量のたんぱく質をとることが求められるようになった**のです。

この数値の引き上げは、目標の健康維持のために、それだけのたんぱく質が必要とされていることが、はっきり示されたということです。もちろん、その裏には、その量がとれていないという現実が存在します。

必要な摂取量がすぐわかる！「藤田式・必要たんぱく質速算表」

では、1日のうちに、私たちはどれだけのたんぱく質をとればよいのでしょうか。

どれだけのたんぱく質が必要かについては、性別や年齢、その人の活動量によって個人差があります。

活動量が多い人は、その活動分だけたくさんのエネルギーを消費しますから、よけいに多くのたんぱく質を摂取しなければなりません。このように、消費するエネルギー量がそもそも違うため、必要とされるたんぱく質の量も違ってきます。

一般的に、**1日の仕事がデスクワークや家事などが中心の成人の場合、体重1kgあたり約1・30g（男女の平均値）**が、1日に必要なたんぱく質量とされています。

体を動かす職業の人や筋トレなどの活発な運動習慣がある人、1日の活動量が多い人は、体重1kgあたり最大約1・62gのたんぱく質を摂取することが目安となります。

また、高齢になると、若いころと同じ量のたんぱく質を摂取しても、それを若いころと同じような比率で筋肉合成に使えなくなります。

そのため、**高齢者は若いころより多めにたんぱく質を摂取する必要がある**のです。そこで、私は、最新データに基づいて、体重と活動量による必要たんぱく質量の計算式を作りました。

それが、左ページの**「藤田式・必要たんぱく質速算表」**です。これを最低限のラインと考え、積極的にたんぱく質をとっていきましょう！

藤田式・必要たんぱく質速算表

活動量が少ない	男	体重×1.32g
	女	体重×1.27g
活動量が多い		体重×1.62g
65歳以上	男	体重×1.36g
	女	体重×1.30g

例えば

活動量が低い男性で体重60kgなら	60×1.32g＝79.2g
活動量が低い女性で体重50kgなら	50×1.27g＝63.5g
活動量が多い男性で体重60kgなら	60×1.62g＝97.2g
活動量が多い女性で体重50kgなら	50×1.62g＝81.0g
65歳以上の男性で体重60kgなら	60×1.36g＝81.6g
65歳以上の女性で体重50kgなら	50×1.30g＝65.0g

もう年だから、肉は控えめでいい…高齢者が陥る粗食の落とし穴とは？

60歳を過ぎたあたりから、「もう年だから、肉は控えめでいい」と、あっさりしたものを好んで食べる人が増えてきます。

しかし、これは決してほめられる傾向ではありません。

高齢者が好むような粗食（例えば、みそ汁や煮物とごはんなど、野菜中心のあっさりした食事）は、多くの場合、糖質中心の食事となり、その結果として、たんぱく質の摂取量が大きく減ってしまう原因となることが多いのです。

肉だけに限らず、全体的にたんぱく質の摂取量が減ってきます。

そのうえ、高齢者の場合、加齢とともに筋肉の合成率が低下してくるという問題があります。つまり、**若いころと同じ量のたんぱく質をとっていても、同じ量の筋肉が合成できなくなる**のです。

たんぱく質の摂取量と、筋肉の合成率との関係を調べた海外の研究では、**18〜38歳の場合、1回の食事で筋肉の合成を最大限に高めるために必要なたんぱく質の量は、体重1kgあたり0・24g。**

これに対して、**高齢者の場合は、同じだけの筋肉を合成するには、体重1kgあたり0・4gが必要です。体重が50kgの人なら、20gのたんぱく質。若者に比べて、およそ1・7倍のたんぱく質をとらないと、同じ量の筋肉が作れない**というデータが出ています。

こうした現象が起こってしまう原因としては、二つの理由が考えられています。

一つは、**インスリンの働きが加齢によって弱くなる**こと。

食事でたんぱく質が摂取され、分解・吸収されたアミノ酸は、膵臓《すいぞう》から分泌されるホルモンであるインスリンの働きによって、筋肉に運び込まれ、筋肉合成に使われます。

このインスリンの働きが悪くなると、筋肉にアミノ酸が十分に供給されず、筋肉が合成されにくくなるのです。

年を取ると、筋肉合成のスイッチが入りにくくなる

また、筋肉合成のスイッチ役を果たしているとされるのが、分岐鎖《ぶんきさ》アミノ酸（BCAA）の一つであるロイシンです。

ロイシンは、牛肉や卵、白身魚などに多く含まれているアミノ酸ですが、**年を取ると、このロイシンに対する感受性が低くなってくる**のです。

その結果として、肉や魚を食べても、筋肉合成のスイッチが入りにくく、

筋肉が作られにくくなります。

これまでと同じような食事をしていて、しかも日頃の運動量も変わらないのに、筋肉の衰えを感じるようになったら、ひょっとすると、加齢によって、筋肉を合成するスイッチの感受性が衰えてきているのかもしれません。

こうした事情があるからこそ、**高齢になったら、1日のたんぱく質摂取量を意識的に増やしていく必要がある**のです。高齢者のたんぱく質摂取量の目標値の引き上げも、この点を重視してのことと考えられます。

そもそも、年を取るにつれて、筋肉量はしだいに減っていきます。

高齢になってから、たんぱく質の摂取量を減らしてしまうと、新たに合成される筋肉がいよいよ少なくなり、筋肉量の減少に拍車がかかってしまいます。ですから、筋肉量の減少に歯止めをかけるためにも、意識的に、意欲的にたんぱく質を摂取していく必要があるのです。

私たちの体づくりに欠かせない！たんぱく質の三つの働きとは？

ここで、なぜ、私たちの体はたんぱく質を必要としているのかについて、簡単にふれておきましょう。

たんぱく質は、糖質、脂質と並んで、「三大栄養素」の一つです。

食事で摂取されたたんぱく質は、体内で分解され、ペプチドやアミノ酸という形に変えられます。そして、それが全身のそれぞれの部位でいろいろな組織で機能するたんぱく質として再合成され、活用されているのです。

たんぱく質は、私たちの体の中でさまざまな働きをしていますが、大きく分けると、その働きは、次の三つです。

〈たんぱく質の三つの働き〉
①筋肉や内臓などの材料となる
②ホルモンや酵素などの材料となる
③体のエネルギー源となる

第一に、**たんぱく質は、私たちの体の組織を作る材料**となっています。**筋肉や内臓、血管、骨、皮膚や髪、爪、等々、体のほとんどすべてがたんぱく質でできていて、その総重量は、体の30～40%にもなる**とされています。成人の体では、ほかに水分が50～60%を占めていますから、たんぱく質が私たちの体の中で、いかに多くの部分を担っているかが、この数字からもわかるでしょう。

特に、**筋肉は、約80%がたんぱく質**によって作られているのです。

第二に、**血液中の細胞(赤血球や白血球)、各種のホルモン(成長ホルモ

ンや血糖値を下げるインスリンなど）、酵素（脂肪を分解するリパーゼや、でんぷんを分解するアミラーゼなど）といった体の機能を維持するための物質も、たんぱく質によって作られています。

また、**細菌やウイルスから体を守る抗体や、脳の神経細胞から分泌され、脳内の情報伝達に関わる神経伝達物質も、たんぱく質から作られます。**

第三に、**エネルギー源としても使われる**ことがあります。主たるエネルギー源である糖質が足りなくなると、それに代わるエネルギー源として利用されるのです。

たんぱく質は、1gあたり約4㎉のエネルギーを生み出します。

このように多くの働きを有しているため、たんぱく質が不足すれば、それが体のさまざまな面に影響を及ぼすことになるのはいうまでもありません。続いて、たんぱく質が不足したときに、どんなことが懸念されるのか、それを見ていきましょう。

たんぱく質は全身の材料となる重要な栄養素

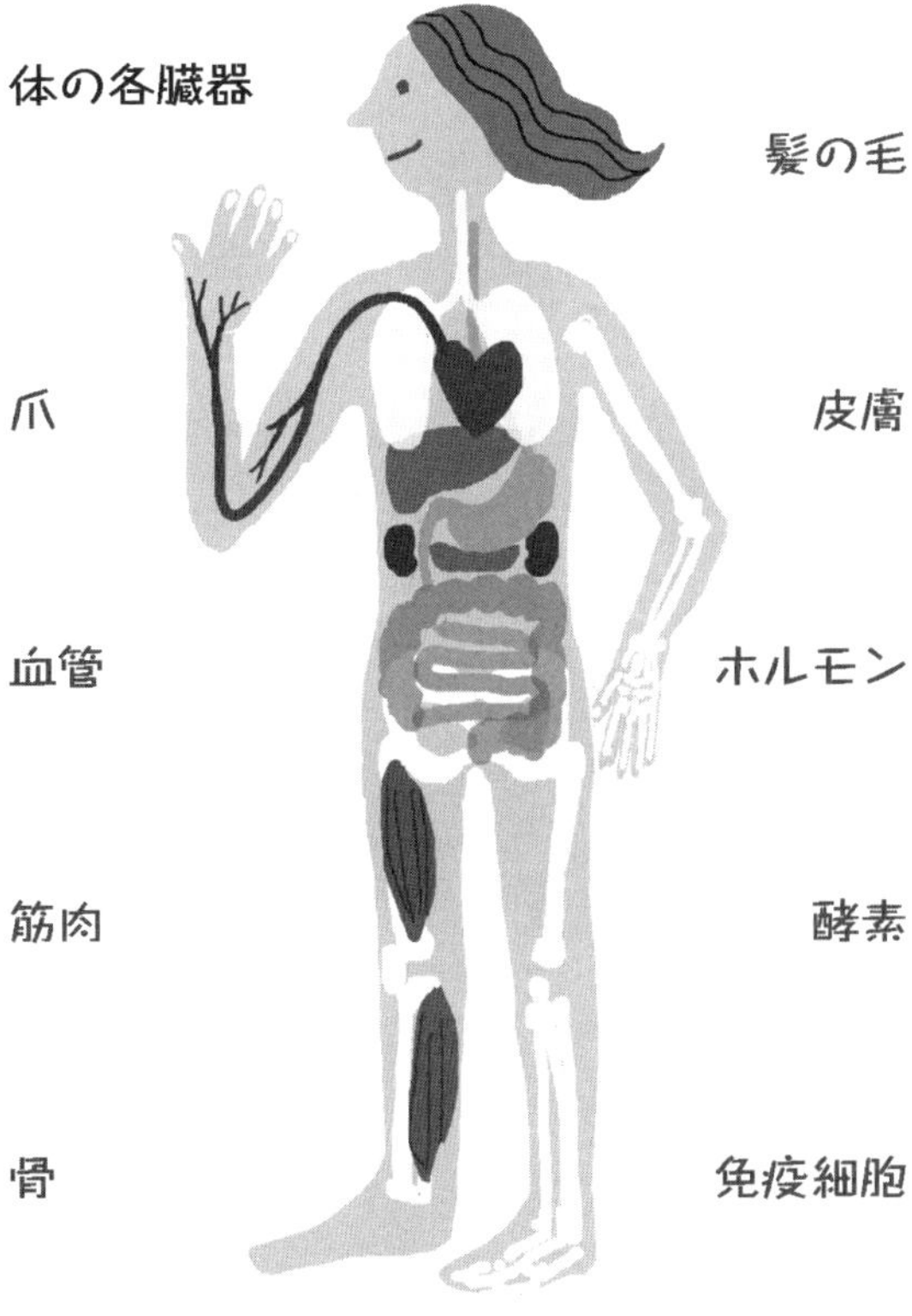

たんぱく質が足りないと、筋肉量が減ってしまう理由とは？

食事で摂取するたんぱく質が足りないと、何が起こるのでしょうか。

食事でたんぱく質を摂取して、それが分解・吸収され、アミノ酸になると、**血中のアミノ酸濃度が上昇します。すると、筋肉で「筋たんぱく」の合成が始まるのです。**この反応を**「アナボリック」**といいます。

一方、食事をとっていない時間が長くなり、**活動のためのエネルギーが足りなくなると、筋肉中のたんぱく質がエネルギー源として使われるために、筋たんぱくが分解されます。**これを**「カタボリック」**といいます。

私たちの筋肉では、このアナボリックとカタボリックがくり返されることによって、筋肉の組織が常に生まれ変わっているのです。

しかし、たんぱく質が十分摂取されないままの状態が続けば、血中のアミノ酸濃度が上昇しないため、筋肉を合成せよという指令が出されません。

その結果として、アナボリックが起こらずに、カタボリックばかりが進行してしまう……。すなわち、筋肉が作られずに、筋たんぱくの分解ばかりが進み、筋肉量が減少し続けていくのです。

ちなみに、**私たちの全身の筋肉量は、20〜30代前半をピークとして、徐々に減っていきます。その最も大きな原因は〝加齢〟**です。40代以降になると、筋肉量が減るペースは加速し、**10年ごとに8〜10％ずつ減っていき、70代に入ると、10年で約15％も減少する**といわれています。

このように、加齢によって筋肉が減りつつある中高年以降の時期に、摂取するたんぱく質の量が減ってしまったら、どんなことが起こるでしょうか――筋肉の減少にさらに拍車がかかってしまうことになるのです。

低栄養が招く！ メタボより恐ろしい「サルコペニア」と「フレイル」とは？

これまでお話ししてきたとおり、中高年以降、生活習慣病や肥満を予防するために、コレステロールや中性脂肪を気にして、肉や卵、乳製品などを控えようとする人が少なくありません。

ことに、加齢によって食が細くなる高齢者は、糖質中心の食事になっているケースが多く、たんぱく質不足に陥りがち。その結果心配されるのが、「低栄養」のリスクです。

低栄養とは、体を動かすために必要なエネルギーが足りず、特に、筋肉や内臓、皮膚などを作るたんぱく質などの栄養が不足した状態をいいます。

体重が減って体力が落ちるだけではなく、免疫力（病気に抵抗する力）も低下し、体にさまざまな悪影響が現れるのです。

低栄養になると、筋肉量が大きく減少し、身体機能が低下する**「サルコペニア」**という状態に陥りやすくなります。サルコペニアの状態がさらに悪化すれば、要介護一歩手前の状態である**「フレイル」**へと移行していきます。

高齢者の場合、サルコペニアやフレイルになってしまう可能性が高いため、それをもたらす**低栄養は、肥満やメタボリックシンドロームより、死亡リスクが高い**とされているのです。

厚生労働省の調査によると、**年を取るにつれ、低栄養状態に陥る人の割合が高くなっていく**ことがわかっています。65～69歳では、低栄養状態の人は男性9・7％、女性19％であるのに対し、85歳以上になると、男性17・2％、女性27・9％にまで増えてしまいます。**女性の場合、85歳以上では、**

4人に1人が低栄養状態というデータも報告されているのです（厚生労働省「令和元年　国民健康・栄養調査結果の概要」）。

自分が低栄養かどうかは、次の三つの指標で調べられます。

①体重減少率……1〜6カ月以内に、3％以上の体重の減少が認められる人は注意が必要

※体重減少率の求め方（通常の体重－現在の体重）÷通常の体重×100

②BMI（体格指数）……65歳以上で、BMIが18・5以下の人

※BMIの求め方　体重（kg）÷身長（m）÷身長（m）

③血清アルブミン値……3・8g／dℓ以下の人（3・5g／dℓ未満の人はより注意が必要）

血清アルブミンは、血液中に含まれるたんぱく質の一種。血液検査で調べることができますが、低栄養の評価はこの数値だけで判断できないので、あくまでも参考として考えてください。

65歳以上の低栄養の人の割合

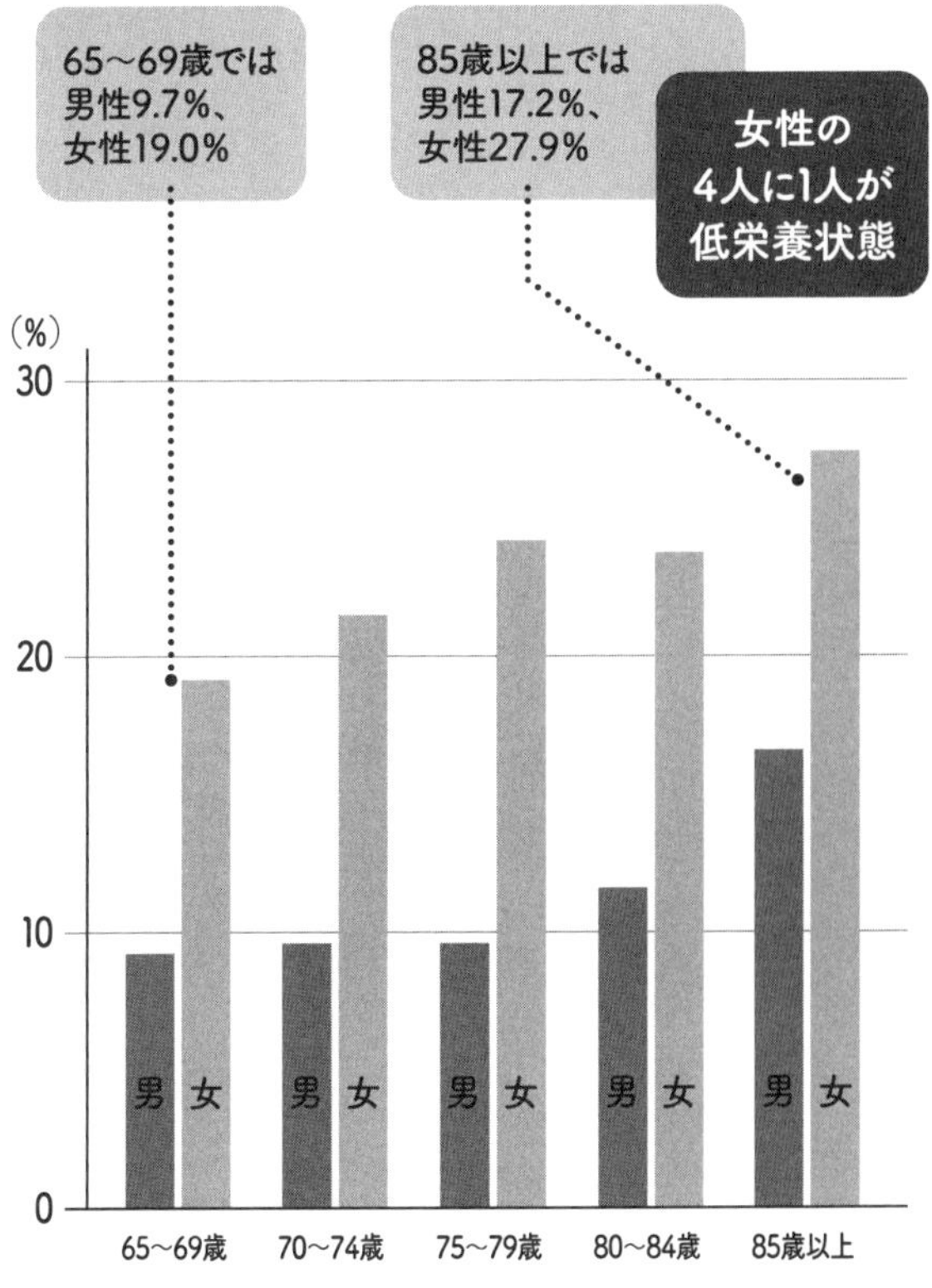

出典：厚生労働省「令和元年 国民健康・栄養調査結果の概要」より

たんぱく質不足による低栄養を放っておくと要介護、寝たきりに…

たんぱく質不足から生じる低栄養を放置すると、筋肉量が減って、「サルコペニア」と呼ばれる身体機能が低下した状態に陥ります。

サルコペニアは、ギリシャ語で筋肉を意味する「sarco（サルコ）」と、喪失を意味する「penia（ペニア）」からつくられた造語です。

サルコペニアになると、**抗重力筋（広背筋《こうはいきん》、腹直筋《ふくちょくきん》、大臀筋《だいでんきん》、大腿《だいたい》四頭《しとう》筋《きん》など）の筋力の低下**が起こります。その結果、「立つ」「座る」「歩く」といった基本動作が、徐々におっくうになっていくため、高齢者の活動能力の低下の大きな原因となっているのです。

サルコペニアが進むと、**とても疲れやすくなり、活動量が大きく減ってしまいます。活動量が減れば、食欲が落ちるため、ますます低栄養が進行していき、身体機能がさらに低下する悪循環**が起こってきます。

このように、心身の虚弱状態がいよいよ進行した状態が、「フレイル」です。そして、こうした**悪循環で状態がどんどん進んでいくことを、「フレイルサイクル」**と呼んでいます。

フレイルでは、**感染症の罹患《りかん》率が高まり、認知症や寝たきりになるリスクもアップ**します。

つまり、**たんぱく質を積極的に摂取して、低栄養にならないための対策を講じていないと、要介護状態へと移行していく可能性が高い**のです。

たんぱく質と認知機能の関係については、国内の高齢者873人を対象として4年間追跡した調査があります。この調査では、48ページでも取り上げた血清アルブミン値を調べています。

この数値は、たんぱく質が十分に摂取できているかどうかの指標の一つとされるものですが、**この値が低い人たちは、認知機能低下リスクが2・06倍に高まる**と報告されています。

たんぱく質をしっかりとっておくことは、認知症予防という点でも大事であるということです。

さて、そこで気になるのは、自分がサルコペニアになっているかどうかということでしょう。サルコペニアかどうか、自己判定できるテストを紹介しておきます。

それが、**「指輪っかテスト」**です（53ページ参照）。

指輪っかテストを行ってみて、危険度が高いことがわかった人は、ご自身の生活習慣を見直してください。日頃のたんぱく質の摂取は、足りているでしょうか。危険度が高い人の場合、たんぱく質の摂取量を増やし、運動を心がけるなど、早めの対策を取っていくことが求められます。

指輪っかテスト

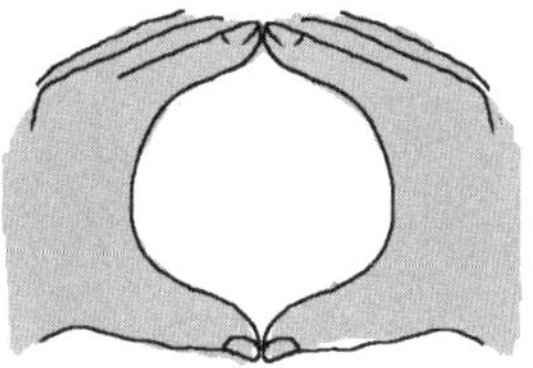

①両手の人差し指と親指で輪っかを作る

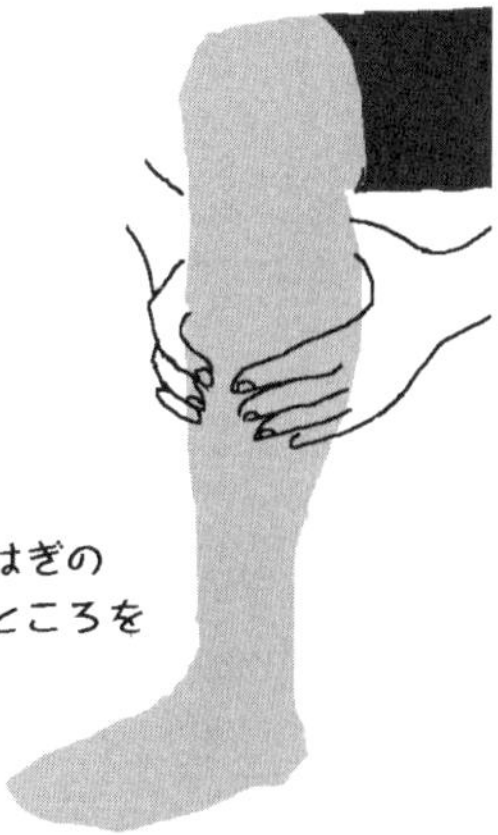

②ふくらはぎの一番太いところをつかむ

低い ⟵ サルコペニアの危険度 ⟶ 高い

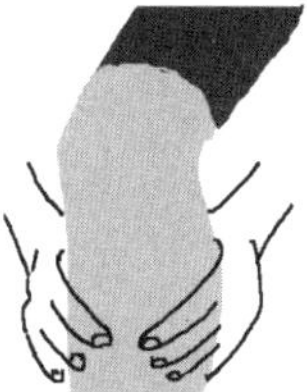

つかめない

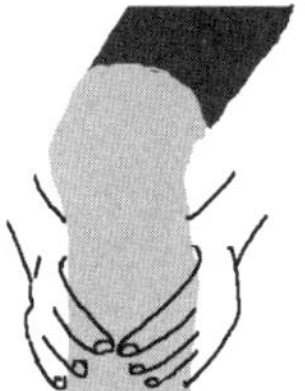

ちょうどつかめる

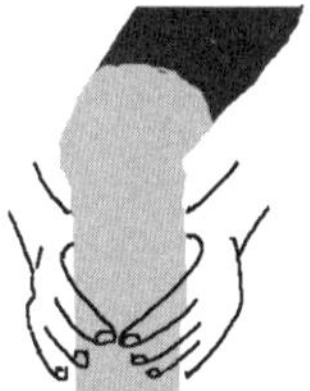

隙間ができる

「たんぱく質で腎機能が低下」は誤解！腎臓が悪くなるエビデンスはない

たんぱく質の摂取をお勧めしても、高齢者の中には、たんぱく質をとりすぎると腎臓に負担がかかり、腎機能が悪化するのではないかと心配する人がいます。

これも、たんぱく質に関する誤解の一つといってよいでしょう。

そもそも腎臓は、**健康体の人でも、加齢によって機能の低下が自然に起こってくる臓器です。**

確かに、腎機能が大きく低下すると、たんぱく質の摂取が腎臓の負担となるため、たんぱく質の制限がなされます。

その知識が頭にある人の中には、「腎臓が悪くなる前から、たんぱく質を控えたほうが、腎臓への負担が少ないのではないか」と考えてしまう人がおられるようです。しかし、腎機能が悪化していないうちから、たんぱく質を控えてしまうことには問題があります。

というのも、**健康体の人がたんぱく質を摂取したからといって、腎臓が悪くなるというエビデンス（科学的根拠）は存在していないからです。**

たんぱく質不足から生じる弊害のほうが大きい

いろいろな研究報告を調べましたが、**高齢者を対象とした研究では、腎機能の低下とたんぱく質の摂取量との間には関連性はない**という報告がたくさん出されています。

逆に、腎機能が低下しつつある糖尿病の患者さんなどでは、**たんぱく質**

の摂取が少なくなりすぎると、腎機能の低下が進んでしまうケースも報告されています。

また、動物性たんぱく質よりも、植物性たんぱく質のほうが、腎機能低下がよりゆるやかになるという研究も出されています。

いずれにしても、この問題に関しては、まだ解明されていないことが多いといってよいでしょう。

近年のこうした報告を見てみると、腎機能がかなり低下した結果、担当医からたんぱく質制限を指導されている患者さんは除くとして、**高齢者で、腎機能が健常な人が、腎機能の悪化を予防することを目的に、たんぱく質摂取を無理に控えてしまうことは、やはり勧められない**という結論になりそうです。

むしろ、そうした場合、**たんぱく質不足から生じる弊害（例えば、低栄養のリスク）のほうがずっと大きい**と考えられるからです。

「肉を食べると、がんになる!?」は、欧米と日本の食生活による勘違い

「肉を食べると、がんになる」といわれることがありますが、それは本当でしょうか。

確かに、**動物性たんぱく質、中でも赤身肉のとりすぎは、死亡リスクを高める**ことが知られています。特に、**ハムやソーセージなどの加工肉を多量に食べていると、大腸がんになりやすい**と報告されています。

ただし、**これらの報告は、主に欧米人を対象とした研究**であるケースが多いのです。欧米人の食生活と日本人の食生活では、現在も、かなり違いがあります。欧米の人たちは、朝からステーキを食べることも珍しくあり

ません。それくらい、肉食に偏った食生活を続けているのです。

一方、日本人の場合、いくら食生活が欧米化してきたといっても、朝からステーキという人は少ないでしょう。

日本の一般的な食事では、肉以外に魚もよく食べますし、**納豆、豆腐、みそ汁といった大豆製品をはじめとする植物性たんぱく質**もたくさんとっています。また、大豆などは食物繊維も多く、大腸がんの誘因ともなる腸内環境の悪化を防ぐのに役立ちます。

こうした点から、**欧米のデータをそのまま当てはめないほうがよい**と考えられるのです。

もちろん、過度に赤身肉や加工肉をとりすぎることは控えたほうがよいでしょう。しかし、**日本の高齢者の場合、がんになる心配よりも先に、ちゃんと栄養（たんぱく質）がとれているかどうかを優先したほうがよい**のではないかと思います。

「肉を食べると太る」は大間違い！むしろダイエットに最適な食材

みなさんの中には、「肉を食べると太る」と考えている人も多いかと思います。しかし、これは誤った知識です。

確かに、肉によっては脂が乗っていて、太りそうな食材（例えば、豚バラ肉など）もあるでしょう。また、油を多量に使って調理する唐揚げやトンカツをおかずに、ごはんを何杯もおかわりすれば、けっきょく、カロリーオーバーとなり、太ってしまう可能性が高いのは事実です。

しかし、それと「肉が太りやすい」こととはイコールではありません。

そもそも、たんぱく質という栄養素自体は、**三大栄養素の中でも圧倒的**

に脂肪になりにくい栄養素なのです。

脂質や糖質は、消化吸収されたのち、その余剰分が脂肪として蓄えられ、それが肥満の原因となります。唐揚げなどの脂っこい肉のおかずで、ごはんを大量に食べて太ってしまうのも、糖質や脂質のとりすぎによるものです。

一方、**たんぱく質は、摂取後にその半分が消化器官で利用され、残りが小腸から血液に取り込まれます。また、取り込まれたアミノ酸は、エネルギーとして消費されるだけでなく、各組織のたんぱく質合成にも利用され、最終的に余ったアミノ酸の一部は尿中に排出されます。**

ですから、肉を食べると太るというのは、明らかに間違った情報ということになります。むしろ、**肉は太りにくく、低脂肪の肉（鶏のささみ、鶏むね肉など）を選ぶなら、ダイエットに最適の食材**となるのです。

ほかに、たんぱく質は、エネルギー消費を高めたり、基礎代謝を上げたりするなど、多くのダイエット効果も期待できます。

太りたくなければ、やはり「たんぱく質」をとりなさい！

たんぱく質は、ダイエットの面でも非常に有用です。

それは一つには、たんぱく質はエネルギーの消費量が多いためです。

食事をすると、食べたものを消化吸収する際に、エネルギーが消費されます。このとき、熱が発生します。これが**「食事誘発性熱産生（DIT《ディーアイティー》）」**です。

食事をとると、体がポカポカと温まってきますが、これはDITによるもの。

栄養素別にDITを調べると、**たんぱく質は食べたものの約30%**が熱エネルギーに変わります。**糖質は約6%、脂質は約4%**にすぎません。

つまり、たんぱく質をとると、多くのエネルギーが消費され、その分、脂肪となりにくいのです。

しかも、DITは、筋肉量が多いほど、消費されるエネルギーが増加することがわかっています。たんぱく質をたくさんとって筋肉量を増やせば、DITで消費するエネルギー量も増やすことができるというわけです。

また、たんぱく質を摂取して筋肉量が増えれば、それは、基礎代謝がアップすることにつながります。

基礎代謝は、体温維持や、心臓や肺などを動かして生命を維持するなど、基礎的な生命活動を支えるためのエネルギー消費のことで、私たちの消費エネルギーの約60%を占めています。

筋肉が増えて、基礎代謝がアップすれば、何もしていないときでも使われるエネルギーが多くなり、太りにくく、やせやすい体になるのです。つまり、太りたくなければ、たんぱく質を適切に摂取して、筋トレなども行って、筋肉をつけることが手っ取り早い方法ということです。

逆に、食事を制限するダイエットで、たんぱく質が不足してしまい、**筋肉量が減ると、基礎代謝が低下します。すると、太りやすく、やせにくい体になってしまう**のです。

筋肉が落ちれば、体力も低下し、日常の活動量も下がります。日常の活動で消費するエネルギー量も低下するので、ますますやせにくくなっていきます。こうした悪循環に陥らないためにも、しっかりとたんぱく質を摂取して、筋肉量を維持しておくことが大事です。

さらに、ダイエットという観点からつけ加えれば、たんぱく質のうちの必須アミノ酸は、脳内で満腹中枢を刺激するホルモンの分泌に関わっています。このため、**糖質や脂質と同じカロリーを摂取したとき、たんぱく質が最も満腹感を維持でき、余計な間食をとる必要が少なくなる**のです。

この点でもダイエットに有用といえるでしょう。

老けたくなければ、積極的にたんぱく質をとりましょう！

2022年に発表された、アメリカ・ミシガン大学のマーク・ピーターソン博士による、握力と老化の関連についての論文を紹介しましょう。

握力は、全身の筋力を反映すると考えられてきました。**握力が強い人は、全身の筋肉量が多く、筋力も高い。逆に、握力が弱い人は、全身の筋肉量が少なく、筋力も低下**している。

博士の報告も、従来のこうした考え方を追認・補強するもので、論文では、**「握力が強い人は、その後の10年間の老化速度がゆるやかになる」**と報告されています。握力がある、すなわち、**全身の筋力がある人のほうが、**

筋力がない人よりも老化が進みにくいということです。

いい換えれば、しっかりたんぱく質をとって、筋肉量を維持し、筋力をキープしていけば、アンチエイジングに役立てることができるのです。

たんぱく質が足りず、低栄養の状態が続けば、心身の老化の典型であるサルコペニアやフレイルといった状態に陥りやすくなります。たんぱく質を適切にとって、サルコペニアやフレイルを予防できるなら、全身の筋力維持の助けともなり、体を若々しく保つことにつながっていくでしょう。

ちなみに、握力が落ちてきているかどうかは、ペットボトルのフタが楽に開けられるかどうかで確認することができます。

みなさん、ペットボトルのフタが楽に開けられているでしょうか？

フタを開けるのに苦労しているようだと、それは、握力低下が進行しており、全身の筋力低下も進んでいる証拠です。これも、サルコペニアやフレイルの指標となるテストですので、ぜひ確認してみてください。

毎日のたんぱく質摂取が免疫力を高め、感染症を防ぐ！

たんぱく質は、免疫力のアップにも貢献してくれます。

私たちの免疫力の担い手である免疫細胞は、体のいたるところで病原体と戦い、病原体を食べたり、抗体を作ったりするなど、さまざまな働きをしています。体内で発生したがん細胞も除去しています。免疫細胞には、マクロファージやNK《エヌケー》細胞、T《ティー》細胞やB《ビー》細胞などがありますが、これらの主成分がたんぱく質です。

毎日たくさんたんぱく質を摂取していけば、免疫細胞を増やすのに役立ちます。逆に、**たんぱく質が不足してしまうと、免疫細胞が十分に作られ**

ず、免疫力が下がって、感染症のリスクが高まるおそれがあります。

また、免疫機構の中心とされるのが腸ですが、摂取されたたんぱく質の半分は、小腸の腸管で使われています。

つまり、**たんぱく質が足りなければ、腸の健康を損なうことになり、それが免疫機構にも悪影響を及ぼす**可能性があるのです。

さらに、体温も免疫力と密接な関連があります。**体温が1度下がると、免疫力は30％低下するともいわれます。そして、この体温を生み出しているのが筋肉**です。筋肉は常にエネルギーを消費し、熱を産生しているのです。たんぱく質が足りず、筋肉がやせ細ってくれば、産生される熱が少なくなり、それだけ免疫力も下がりやすくなると考えられます。

このように、たんぱく質はさまざまな面から免疫力を支えています。

特に高齢者の場合、**加齢によって免疫力が下がりやすくなっていますから、免疫力アップのためにも、意識的にたんぱく質をとる必要がある**でしょう。

たんぱく質の摂取で、血糖値や血圧が下がりやすくなる！

たんぱく質を摂取することは、生活習慣病の予防にもつながります。多くの研究によって示されているのが、筋肉と血糖値との関連です。

たんぱく質不足の上に、不活発な生活を続けている高齢者は、筋肉量が減っていきます。**筋肉量が減ると、糖質を摂取したとき、筋肉中に取り込める糖の量が低下します。つまり、血糖値が上がりやすい状態になるのです。逆に、たんぱく質をしっかりとって筋肉をつけると、血糖値が下がりやすくなります。**

運動と組み合わせることで、その効果はより確かなものになります。

有酸素運動により血流が改善されると、糖がどんどん筋肉の細胞の中に取り込まれて、インスリンの効果が高まり、血糖値が低下するのです。

また、**筋トレによって筋肉が増えることでも、インスリンの効果が高まり、血糖値は下がりやすくなる**ことがわかっています。

「オメガ3系脂肪酸」を含む青魚がお勧め

厚生労働省の報告によると、血圧に関して、**たんぱく質には軽度の降圧効果がある**としています。

血圧に関する疫学調査でも、**高たんぱくの食品をとることが血圧低下につながる可能性がある**という報告があり、たんぱく質と血圧の関連について研究が進められています。

さらに、高血圧や脂質異常症については、**有酸素運動などの運動習慣を**

つけることで、血圧や中性脂肪値、コレステロール値を下げる効果が期待できることがわかっています。

特に着目したいのが、動物性たんぱく質の中でも〝**青魚の効果**〟。

イワシやサバ、サンマといった青魚は、**たんぱく質が豊富な上に、さまざまな効能を有する「オメガ3系脂肪酸」を含んでいます。**オメガ3系脂肪酸とは、体内で合成できない必須脂肪酸で、青魚には、EPA（エイコサペンタエン酸）や、DHA（ドコサヘキサエン酸）が含まれています。

これらの**脂肪酸には、中性脂肪やLDL（悪玉）コレステロールを減らす働きがあり、動脈硬化や生活習慣病の予防・改善効果**が期待できるのです。

オメガ3系脂肪酸が多い青魚としては、イワシ（1650mg、100g中、以下同）、サバ（1660mg）、サンマ（2450mg）などがあります。

いずれにしても、たんぱく質の摂取と運動をセットで行うことによって、生活習慣病の予防・改善効果が期待できるでしょう。

あなたが疲れやすいのは、たんぱく質が足りないから

たんぱく質が不足していると、それが、さまざまな体調不良の原因となります。

その**典型的な症状の一つが、疲れやすくなる**ことです。

「立つ、座る、歩く」といった日常動作を行う際にも、筋肉が使われています。たんぱく質が足りず、筋肉量が低下して筋力が落ちてくると、日常動作が今までと同じようにできなくなってきます。

その結果、

「立ったり座ったりするのがしんどい」

「体を動かすことがおっくうになった」
「座っているだけでも疲れる」
「以前にできたことができなくなった」
「せっかく運動しても、すぐに疲れてしまう」

といった症状が起こってきてしまうのです。

疲れやすさを解消するためには、たんぱく質を適切に摂取しつつ、あわせて運動も行い、筋肉をつける必要があります。

疲れたときこそ、たんぱく質豊富な食品がお勧め

疲れているときは、どうしても甘いものが欲しくなるものです。

実際、疲労時に甘いものを食べると、一時的に疲れが取れたように感じられます。

これは、甘いものに含まれる糖質が、脳や体に届けられるために起こる反応です。

しかし、「疲れる→甘いものを食べる」、このパターンをくり返すことは、あまりほめられたことではありません。

甘いもの(糖質)をとることで急激に上がった血糖値は、インスリンの働きにより、すぐにまた急激に下がります。

このように、血糖値の激しい上下動が起こる反応は、**「血糖値スパイク」**と呼ばれ、血管に大きな負担を与えます。また、血糖値が急激に下がったとき、だるさや眠気などに襲われるようになります。

疲れたときこそ、たんぱく質が豊富な食品がお勧めです。

甘いもののかわりに、**チーズやヨーグルト、小魚やナッツ**など、低糖質で、たんぱく質が多い食材をとるようにするとよいでしょう。

というのも、**たんぱく質には疲労回復を促す働きがある**ためです。

筋肉の合成を助けて筋肉疲労を回復させるBCAA

特に、分岐鎖《ぶんきさ》アミノ酸のBCAA《ビーシーエーエー》には、筋肉の合成を助け、筋肉疲労を回復させる作用があり、肉体的な疲労の改善効果が期待できます。

また、必須アミノ酸の一つである**トリプトファンには、精神安定に役立つセロトニンの産生を促し、脳疲労を回復させる効果**があります。

疲れて食欲がないときは、甘いもの以外では、のどごしのよいメニューに頼りがちなものです。

しかし、めん類やお茶漬けなどでは、糖質中心の食事になってしまい、たんぱく質摂取に結びつきません。

疲れて食欲がないときこそ、たんぱく質豊富なメニューをとるように心がけましょう。

年を取っても元気な人は、たんぱく質を効果的にとっている

100歳以上の超高齢者のたんぱく質の摂取量と、平均的な日本人の摂取量を比較してみたところ、**100歳以上の超高齢者のほうが、男女ともに総エネルギー量に占めるたんぱく質の割合が高く、総たんぱく量に占める動物性たんぱく質の割合も高かったそうです。**

100歳を超えた人が、ステーキを食べているといったエピソードが、テレビなどで報道されることがありますが、実際、そうした百寿者も少なからずいらっしゃるのだと思います。

ここまでお話ししてきたとおり、高齢者はたんぱく質が不足しがちです。

たんぱく質が足りているかどうかの指標の一つともなっている、**血中アルブミン値が低い人の割合は、高齢者では年齢が上がるにつれて、著しく増加していく**とされています。

低栄養を解消し、免疫力をアップさせるためにも、たんぱく質の摂取が大事。高齢者はたくさんの量が食べられませんから、効率よくたんぱく質の摂取を増やすためにも、肉が苦手というわけでなければ、積極的に肉を食べることが勧められます。

また、100歳を超えて肉が食べられるということは、それだけの咀《そ》嚼《しゃく》力があるということにほかなりません。それだけ、歯も体も丈夫で、元気である証拠です。

しっかり噛めることは、肉のたんぱく質を咀嚼・吸収する力があるということですが、同時に、**よく噛むことが、脳の働きを高め、認知機能の維持にも貢献**していると考えられるのです。

第2章

絶対に老けない！たんぱく質の効果的なとり方

「たんぱく質＝肉食」と思い込んでいませんか？

みなさんの中には、**「たんぱく質＝肉食」と思い込んでいる人が、たくさんいらっしゃるかもしれません。**「たんぱく質をとりなさい」といわれると、肉をモリモリ食べているイメージが浮かんでしまう人も多いでしょう。

そうした人たちは、ひょっとすると、**「肉は太りやすい」とか、「肉を食べるとがんになる」**と思っているかもしれません。しかし、第1章でもふれたとおり、これらはみな勘違いなのです。

いったん、そうした誤ったイメージを捨てていただいて、たんぱく質についての正しい知識を把握することが大切です。たんぱく質という栄養素の健康効果をうまく生かすためにも、正しい理解がぜひとも必要です。

たんぱく質は、大きく分けると、動物性たんぱく質と植物性たんぱく質の2種類があります。

- **動物性たんぱく質……肉、魚、肉や魚の加工品、卵、牛乳、乳製品など**
- **植物性たんぱく質……大豆、大豆製品、豆類、穀類、野菜、海藻など**

肉だけではなく、魚や卵、乳製品も動物性たんぱく質です。

植物性たんぱく質の代表は、**豆腐**、**油揚げ**、**みそ**などの大豆製品。多くはありませんが、穀類にもたんぱく質が含まれています。**ごはん**、**パン**、**めん類**といった主食に、肉や魚、大豆製品のおかずを組み合わせれば、穀類のたんぱく質も体を作る材料として利用することが可能になるのです。

いずれにせよ、たんぱく質の摂取方法は**肉食だけではありません。**それぞれのたんぱく質の特徴を踏まえた上で、各食材をうまく組み合わせて活用していくことが大切です。

肉を無理して食べなくても大丈夫！ 和食にも良質なたんぱく質食材が多い

シニア世代の中には、「たんぱく質を積極的にとったほうがいいといわれても、そんなに肉は食べられない」という人も多いことでしょう。

78ページでもふれたとおり、「たんぱく質＝肉食」ではありませんし、肉が苦手という人に無理して肉を食べろ、というわけでもありません。

肉がそんなに食べられないという人には、**肉以外のたんぱく質の摂取**をぜひ試していただければと思います。

そもそも、日本の伝統的な食事（和食）では、それほど肉を多く使用してきませんでした。しかし、和食にも良質なたんぱく質を含む食材があり、それらを摂取することでたんぱく質不足を補ってきました。

肉が苦手という人は、日本の伝統食の食材を、日々のたんぱく源として利用してみてはいかがでしょうか。

その一つが、魚です。

魚は、アミノ酸スコアが肉と同様100と高く、良質な動物性たんぱく質です。アミノ酸スコアとは、たんぱく質の栄養価を表す指標。私たちの体内で作り出せず、食事で摂取する必要がある必須アミノ酸が9種類ありますが、その9種類のアミノ酸の含有率を数値化したものです。

しかも、**魚は脂質が少なめでヘルシー**です。肉は高たんぱくですが、動物性脂肪に含まれる「飽和脂肪酸」が多いため、食べすぎると、肥満や生活習慣病を引き起こしやすいというデメリットがあります。

一方、**魚の脂質には、DHA（ドコサヘキサエン酸）やEPA（エイコサペンタエン酸）といった、良質な不飽和脂肪酸が豊富に含まれています。こ**

れらの不飽和脂肪酸は、血中のコレステロールや中性脂肪を減らし、血液をサラサラにして、動脈硬化や生活習慣病の予防・改善に役立ちます。

日本の伝統食としてもう一つ、大豆も非常に優れた植物性たんぱく質です。昔から**「畑の肉」ともいわれてきたとおり、大豆のアミノ酸スコアは100で、良質なたんぱく質を豊富に含みます。**

大豆は、肉に比べて脂質の割合が低く、カロリーも低め。できるだけ油を控えめに調理すれば、ダイエットの味方にもなる食材です。

ほかにも大豆は、食物繊維やカルシウムなどの有効成分をたくさん含みます。例えば、**大豆のイソフラボンは、女性ホルモンのエストロゲンとよく似た構造を持つフラボノイド（植物に含まれる色素や苦味の成分）で、悪玉コレステロール値を下げる作用や美肌作用**などがあります。

大豆は、加工製品として、さまざまな形で食卓に上ります。豆腐、納豆、油揚げ、厚揚げ、みそ、しょうゆ、豆乳、等々。

冷奴や納豆など、大豆製品を1品加えるだけで、たんぱく質の摂取量をある程度増やすことができるのです。また、豆腐や油揚げ、厚揚げなどの大豆製品は、料理の素材としても使い勝手がよいものですから、あわせて調理することでたんぱく質を増量できるでしょう。

ごはんとみそ汁は優れた組み合わせ

なお、米には、6%ほどのたんぱく質が含まれていますが、アミノ酸のバランスを見ると、必須アミノ酸のうち、リジンが不足気味です。

この米に足りないリジンは、豆類にたくさん含まれています。また、豆類に少ない必須アミノ酸のメチオニンは、米にたくさん含まれています。

つまり、**豆腐やみそなどの大豆製品（みそ汁）とごはんの組み合わせは、必須アミノ酸のバランスという点から見ても優れている**といえるでしょう。

動物性と植物性のたんぱく質を1対1のバランスでとるのがベスト

たんぱく質は、**肉や魚、乳製品などに代表される「動物性たんぱく質」**と、**大豆製品、穀類などに含まれる「植物性たんぱく質」**とに分けられます。

「肉はどちらかといえば、あまり食べたくない」という人もいれば、逆に「肉が大好き」という人もいらっしゃるでしょう。

動物性と植物性、どちらをどれだけとればよいのか？

肉が苦手な人は植物性ばかり、肉が大好きな人は動物性だけ食べたい。

これでは、健康のためによくありません。

理想としては、動物性と植物性を「1対1」になるようなバランスでと

るのがベストでしょう。
その際に、それぞれのメリットとデメリットをよく知っておくことが大切です。

動物性たんぱく質は脂質やカロリーのとりすぎに注意！

動物性たんぱく質は、必須アミノ酸がバランスよく豊富に含まれていて、アミノ酸スコアが高く、体内への吸収率も95％以上と高めです。

また、**筋肉の合成を促す必須アミノ酸、ロイシンも豊富**です。**代謝を高めるビタミンB群も多く**含まれます。

そう聞くと、「じゃあ、肉と魚だけ食べていればいいのでは？」と考える人もいるかもしれません。

しかし、**動物性たんぱく質は、脂質の中でも飽和脂肪酸が多く、高カロ**

リーのものも多いので、それればかりとっていると、肥満や生活習慣病のリスクが高まります。ですから、動物性たんぱく質を摂取する場合は、脂質やカロリーのとりすぎに注意する必要があります。

一方、脂質やカロリーのとりすぎを気にして、**植物性たんぱく質ばかりとっていると、今度は、体に必要不可欠な必須アミノ酸のバランスがくずれてしまいます。**植物性たんぱく質は、動物性たんぱく質に比べて必須アミノ酸が少ないからです。また、**体内への吸収率も80〜85％と、動物性たんぱく質に比べて低め**です。

植物性たんぱく質のメリットとしては、食物繊維が豊富なこと。大豆には、美肌作用などがあるイソフラボン以外に、アルギニンというアミノ酸が多く含まれ、成長ホルモンの分泌を活発にして、脂肪の燃焼も促します。

動物性と植物性、どちらかに偏るよりも、両者の特徴をよく知って、バランスよくとっていくことが大事です。

動物性・植物性たんぱく質のメリットとデメリット

動物性たんぱく質

メリット	・必須アミノ酸が豊富でバランスよく含まれる ・体内への吸収率が95％以上と高め ・筋肉の合成を促すロイシン、代謝を高めるビタミンB群も豊富
デメリット	・脂質が多い食品もあり、脂質やカロリー過多になるおそれがある

植物性たんぱく質

メリット	・脂質が少ない ・食物繊維が豊富 ・大豆には美肌作用があるイソフラボンや、脂肪燃焼を促すアルギニンも豊富
デメリット	・動物性たんぱく質に比べると、必須アミノ酸が少なめ ・体内への吸収率も80〜85％と、動物性に比べて低め

ダイエットのために朝食を抜いていませんか？

近年、ダイエットの方法の一つとして行われるようになってきたのが、いわゆる「プチ断食」と呼ばれる食事のスタイル。1日1食に食事を減らしたり、朝食を抜いて、1日2食にしたりするといった方法です。

食事の回数を減らすことによって、確かに、ある程度、摂取カロリーを減らすことができるかもしれません。

しかし、朝食抜きの1日2食のプチ断食は、むしろ、マイナス面が目立つ食事法なのです。その理由を考えてみましょう。

第一に、**朝食抜きはやせるどころか、むしろ太りやすくなる**と考えられます。

朝食を抜くと、前日の夕食からその日の昼食まで何も食べないことになります。すると、食事の間隔が空きすぎてしまうため、体は次に食べ物が入ってきたとき、足りないエネルギーを必死で蓄えようとします。

そのため、昼食時の食後の血糖値が急激に上昇します。インスリンが過剰に分泌されて、余分な糖が脂肪として蓄えられることになり、結果として、太りやすくなるのです。

第二に、**朝食を抜くと、脳の活動に必要なエネルギーも不足する**ことになります。

脳の主なエネルギー源はブドウ糖です。朝、食事からブドウ糖を補給しなければ、脳はエネルギー不足の状態のまま活動することになり、集中力や記憶力の低下につながります。

第三に、**朝食は、体内時計をリセットする刺激にもなっています。朝食**

なしだと、体内時計がリセットされないままになるのです。

私たちの体には、約1日周期でホルモンの分泌や自律神経の働きなどを調整する機能があります。このリズムを制御するためのしくみが体内時計です。**体内時計の周期は、24時間より少し長めであるため、毎日リセットしてズレを修正する必要がある**のです。

体内時計のリセットは、朝、日の光を浴びることや朝食をとることによって行われますが、このリセットがなされないままだと、**ホルモン分泌や自律神経に乱れが生じ、体調不良の原因**になります。

このように、朝食抜きの1日2食は、いろいろな不都合が生じやすいのです。もちろん、1日1食の食事法では、さらにそのマイナス面が強調されることになります。しかも、それだけではありません。**たんぱく質をしっかり摂取して筋肉をつけるという本書の目的からすれば、朝食抜きの1日2食は、大きなマイナスがある**といえるでしょう。

筋肉量を減らさないためには、朝食を抜いては絶対にダメ！

筋肉との関係から、**朝食を抜いてはいけない理由**を考えてみましょう。

前日の夕食をとってから朝までの間は、何も食べていませんから、最も食事間隔が空いています。いうまでもなく、その間にたんぱく質の供給もありません。

筋肉は1日の中で合成と分解をくり返しています。**食事でたんぱく質を摂取して、アミノ酸の血中濃度が上昇すると、筋肉で筋たんぱくの合成が始まります。これが「アナボリック」と呼ばれる反応です。**

一方、**たんぱく質が十分に供給されていない時間帯には、筋肉のたんぱ**

く質がエネルギーに変わるために分解されます。こちらが「カタボリック」です。

アナボリックとカタボリックがくり返されることで、筋肉の組織が生まれ変わっていきます。しかし、食事の間隔が空きすぎて、**たんぱく質が摂取されないと、筋たんぱくの分解ばかりが進んでいく**ことになるのです。

前日の夕食から翌日の朝食まで、たんぱく質が摂取されていませんから、その間に筋肉の分解が進んでいきます。こうした状況で、朝食抜きであったり、朝食をとっても、たんぱく質の摂取量が足りなかったりすると、その日の昼食まで、引き続き筋肉の分解が進んでしまうことになるのです。

これが毎日くり返されれば、筋肉はどんどん減っていくでしょう。

270人の大学生を対象にした研究報告によれば、**朝食を抜いている人ほど筋肉量が少ない**ことがわかっています。筋肉量を減らさないためには、朝食をちゃんと食べて、たんぱく質をしっかり補給することが必要です。

朝食を抜いている人ほど筋肉量が少ない

出典：Yasuda J et al.Nutr Res.(2018) より

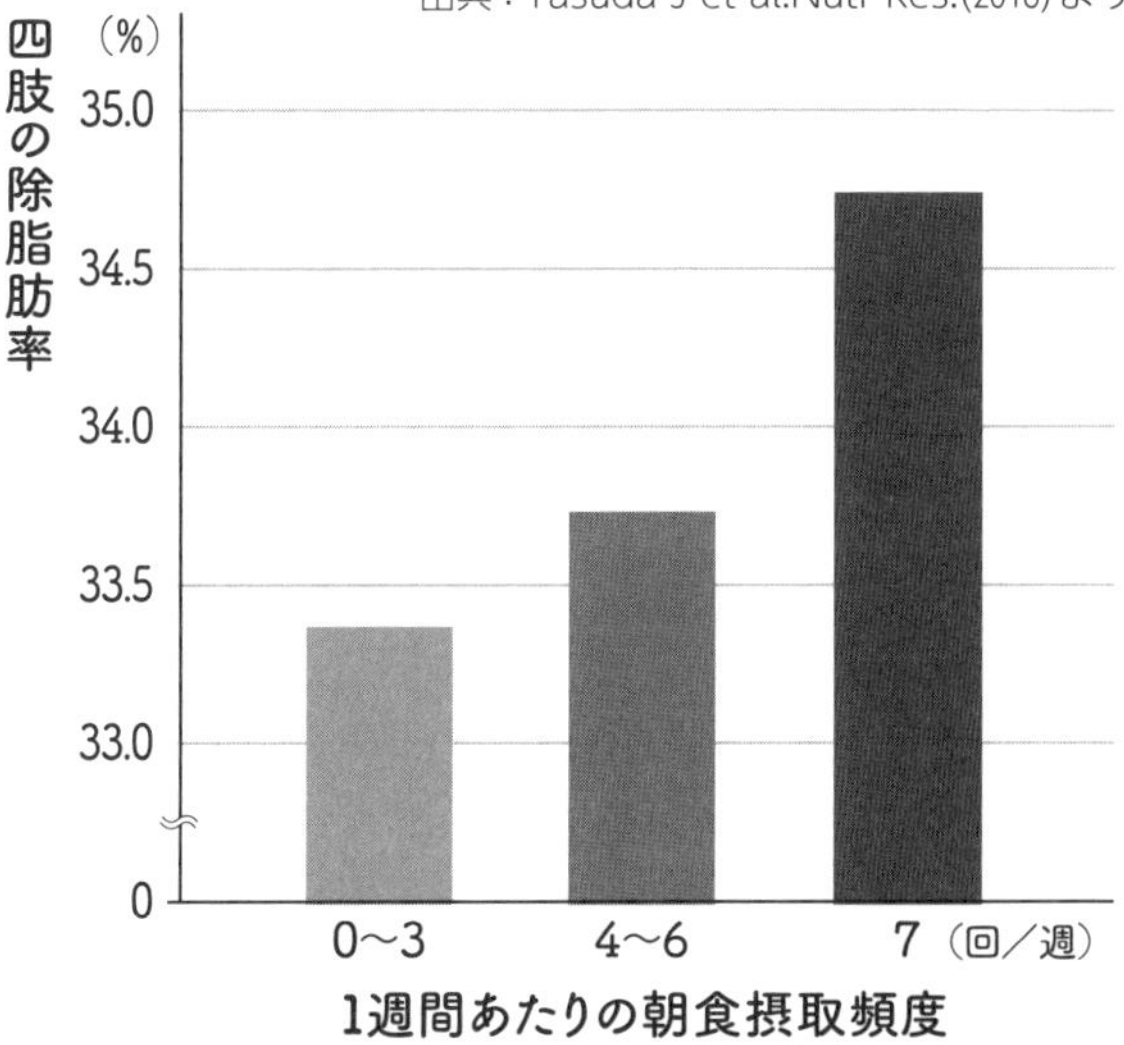

▼270人の大学生を対象にした研究

▼除脂肪率とは、骨や筋肉、内臓の重さが体重に占める割合

▼朝食をとっている頻度が少ない人ほど、除脂肪率が低い

内臓以外の四肢の除脂肪率が低ければ、

それだけ筋肉量が少ないことになる

たんぱく質のまとめ食いはNG！1食ごとに20g以上の摂取を目指す

かつては、1日に必要なたんぱく質を、一度にまとめてとればいいだろうと考えられていました。

例えば、1日のたんぱく質摂取量の目安が60gの人の場合、夕食で60gのたんぱく質がとれていれば、朝食の摂取量が0gでも筋肉量は維持できるとされていました。

しかし、現在では、1日の総計でたんぱく質の摂取量が足りていればよいという考え方は、否定されるようになっています。

つまり、**たんぱく質の「まとめ食い」はNG**なのです。

そもそも、1日分のたんぱく質を1食でとろうとすると、量が多すぎて、食べ切れない可能性が高いでしょう。それに、もし仮にすべて食べ切れたとしても、体内でそのたんぱく質を利用し切れません。余った大半のたんぱく質は、体外に排出されることになります。

最新の研究では、**1日の総計が足りていても、3食のたんぱく質摂取量に極端な偏りがあると、筋肉量が低下する**ことがわかっています。

小分けにして何度も食べるのも意味がない

一方、食事の回数を増やして、摂取するたんぱく質の量を少なめに、つまり、小分けにして何度も食べるのも、実は、あまり意味がありません。

というのも、筋肉の合成は、たんぱく質をとったとき、**アミノ酸の血中濃度がある程度まで上昇することによって、初めて開始される**からです。

1回で摂取するたんぱく質の量が少なすぎると、アミノ酸濃度が低いままなので、筋肉合成のスイッチが入りません。それどころか、たんぱく質の摂取量が少ない場合、合成ではなく、筋肉の分解が始まってしまいます。

1日3食、20～30gのたんぱく質をまんべんなくとっていく

筋肉量を維持するためには、3食きちんとたんぱく質を摂取する必要があります。1日1食のプチ断食や朝食抜きの1日2食が、絶対に勧められない理由もそこにあります。

ですから、**1日3度の食事において、それぞれ、20～30gのたんぱく質をまんべんなくとっていくことが理想的**なのです。

肉や魚に加えて、副菜や乳製品などをうまく組み合わせて、朝からしっかりたんぱく質をとるように心がけましょう。

朝食でたんぱく質を摂取することが、健康効果をもたらす最大のカギ！

朝食で十分なたんぱく質をとることが非常に重要で、朝のたんぱく質摂取が「筋肉量を減らさない最大のカギ」といっても過言ではありません。

朝食をきちんととっていると、どのようなメリットがあるのか、ここでは、主にたんぱく質との関連から考えてみましょう。

〈朝食でたんぱく質を摂取することのメリット〉

① 前日から続いていた筋肉の分解をストップさせられる

② 筋肉合成のスイッチを入れられる

③ 朝食のたんぱく質摂取が筋肉合成をより強く促す

朝食にしっかりたんぱく質をとることで、前日の晩から続いていた筋肉の分解を止めて、筋肉合成のスイッチを入れることができます。

さらに、朝、たんぱく質を摂取すると、筋肉の合成が進みやすいというデータもあります。

私が行った調査では、大学生26人に週3回のトレーニングを行ってもらい、夕食にたんぱく質を多くとったグループと、朝食にたんぱく質を多くとったグループとで、3カ月後の筋肉量を比較しました。

すると、**朝、たんぱく質をたくさん摂取したグループのほうが、筋肉量が40%も増えていた**のです。

また、別の研究では、朝食後と夕食後の血液を比較した結果、**「ロイシンやアルギニンなど、16種類のアミノ酸量が、朝食後のほうが多い」**、**「アミノ酸の代謝も朝のほうが盛んである」**といったデータが出ています。

いかに朝のたんぱく質が筋肉の維持に重要か、これらの研究からもおわかりいただけるでしょう。

ほかに、**朝食をとることのメリットとしては、「朝食で体内時計をリセットする」効果もあります。食事時間と栄養との相互関係を研究する時間栄養学の分野でも、たんぱく質は朝食での摂取が効果的**と報告されています。

時間栄養学の権威である柴田重信博士(早稲田大学名誉教授)によると、マウスを使った実験で、朝、たんぱく質を多く与えたマウスは、朝夕均等、夕方に多く与えたマウスに比べて、筋肉の肥大率が最も高かったそうです。

しかも、体内時計を狂わせたマウスでは、朝、たんぱく質を多く与えても、筋肉量は増えなかったということです。

柴田博士は、高齢女性では、夜よりも朝のたんぱく摂取量が多い人ほど、筋肉量が多いことも確認しています。

朝食で体内時計がリセットされれば、体内時計が正しく働くようになり、それも筋肉合成を促すことになるでしょう。

ほとんどの人は、朝食のたんぱく質摂取量が不足している

みなさんの中で、毎朝、20g以上のたんぱく質がとれている人は、どれくらいいるでしょうか。

よほど意識して摂取しないかぎり、朝20g以上のたんぱく質がとれている人は、かなり少ないと思われます。

1万8740人を対象に実施した2012年の「国民健康・栄養調査」のデータを解析した研究によると、**朝食や昼食でたんぱく質の摂取量が不足している人が非常に多く見られました。**

左のグラフを見ると、30〜64歳で、男女ともに朝食に20g未満のたんぱ

たんぱく質摂取量が1食20g未満の人の割合

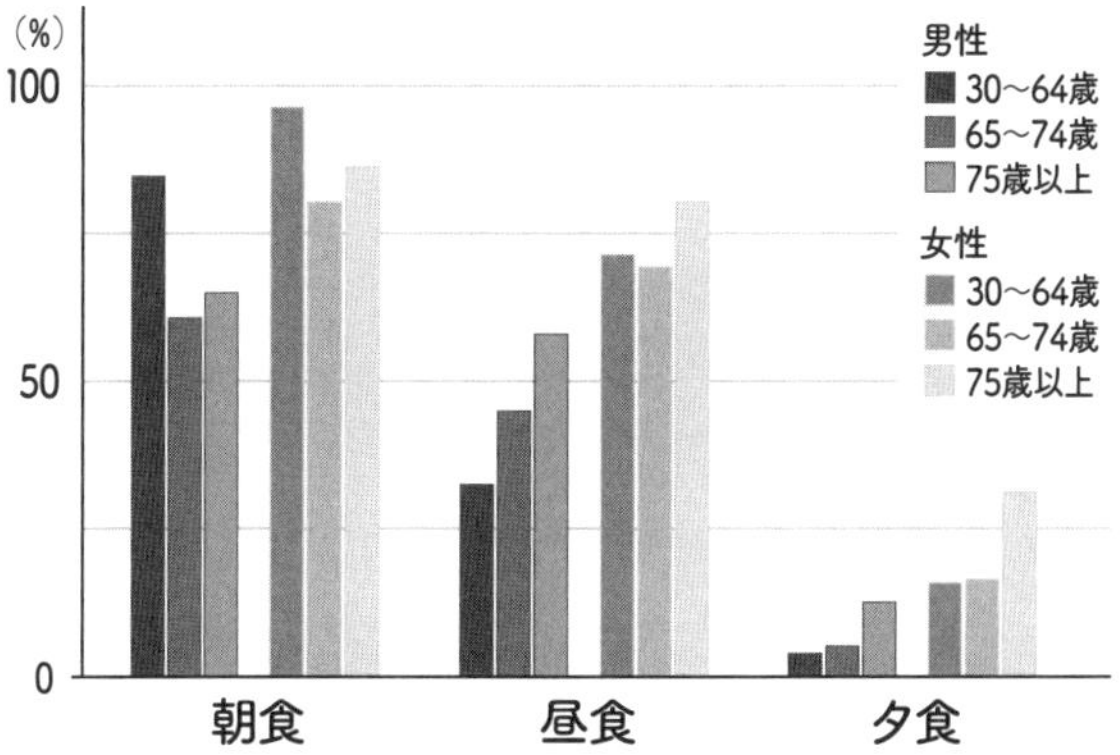

出典：Ishikawa-Takata et al.Geriatr.Gerontol.Int 18:723-731,2018

朝食に1品加えて20gを目指す

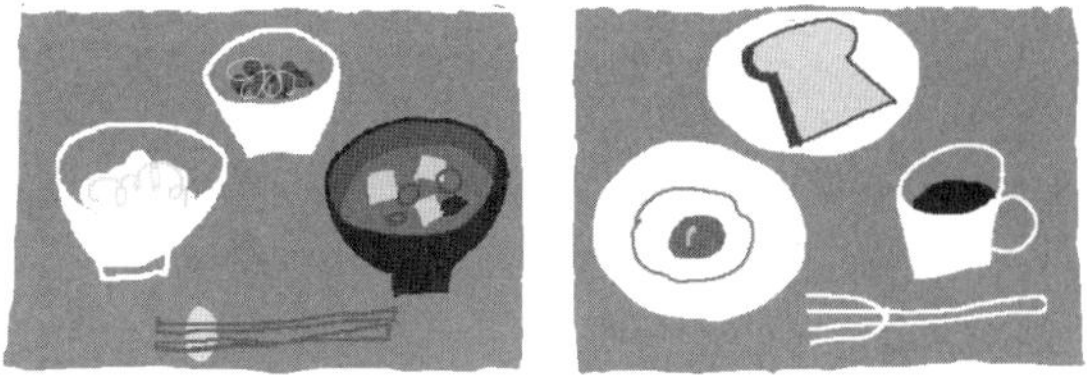

普通の朝食では、たんぱく質は10〜12g程度

1品加えて20g

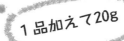

く質しかとれていない人がたくさんいることがわかります。そして、**65歳以上の高齢者では、朝20g以上のたんぱく質がとれていない人が、なんと6〜8割もいる**のです。忙しい朝、コーヒーだけで済ませているという人も多いのではないでしょうか。

例えば、「コーヒー＋トースト＋卵料理」、「ごはん＋みそ汁＋納豆」といった普通の朝食では、たんぱく質が足りていないという結論になります。**これらの朝食で摂取できるたんぱく質の総量は、せいぜい10〜12g程度です。**少なくとも20gはたんぱく質を摂取してほしいので、これでは明らかに不足していることになります。

「トースト＋コーヒー＋卵料理」、「ごはん＋みそ汁＋納豆」といったメニューに、**たんぱく質の食材をもう1品加えて、トータルで20gのたんぱく質をとる**ための工夫が必要です。

では、続いて、その工夫について考えていきましょう。

朝食でたんぱく質摂取量を増やす基本テクニック

朝食1食で、20ｇのたんぱく質の摂取量をクリアするには、ただ漫然と朝食をとっているだけでは、とうてい足りません。意識的にたんぱく質を増やす工夫を行っていく必要があります。

たんぱく質の摂取量を増やすには、いくつかの方法が考えられます。

〈朝食でたんぱく質を増やす方法〉

▼朝食に肉や魚のおかずをつける

▼主食にもたんぱく質をプラスする

▼牛乳やチーズ、ヨーグルトなどをチョイ足しする

▼プロテインを活用する

それぞれ、詳しく説明してみましょう。

●朝食に肉や魚のおかずをつけるテクニック

「トースト＋コーヒー＋卵料理」、「ごはん＋みそ汁＋納豆」といったシンプルな朝食メニューでは、たんぱく質の摂取量は10～12g止まりです。

これ以上増やすための**最も確実な手段は、肉や魚のおかずを1品つける**ことです。または、朝食のおかずに、**肉や魚の食材をチョイ足し**するだけで、たんぱく質の摂取量を大きく増やせます。

例えば、**「トースト＋コーヒー＋卵料理」の献立の場合、卵料理をハムエッグに変えて、ハムを3枚プラス**してみましょう。

すると、ロースハム3枚のたんぱく質量が6・2g、卵1個のたんぱく質量が6・3gですから、ハムエッグにすると、それだけで、12・5gのたんぱく質が摂取できることになります。

ここに、食パン1枚（6枚切り）のたんぱく質量の4・4gを合わせると、16・9gになります。ハムを3枚足してハムエッグにするだけでも、目標量にかなり近づきます。残りはチーズなどで補給すればOKでしょう。

あるいは、**「ごはん＋みそ汁＋納豆」の献立に、サバの水煮缶を加えてみましょう。**サバ水煮缶を、みそ汁に入れても、納豆に混ぜてもOKです。**サバ水煮缶100g（缶詰半量）中のたんぱく質量は、20・9gですから、これだけで目標量をクリアしてしまいます。**半分の50g食べた場合は、10・5g。それに納豆1パックのたんぱく質量の8・3g、ごはん1膳のたんぱく質量の4gを合わせれば、20gを楽々超えることができます。

このように、肉や魚の食材をチョイ足しすれば、かなり楽に「朝20gのたんぱく質」の目標量に到達することができるのです。

主食にもたんぱく質をプラスするテクニック

主食のごはんに卵をかけるといった、とても手軽な方法です。**卵かけごはん**にするだけで、卵のたんぱく質量の6・3gがプラスされます。ごはん1膳で4gのたんぱく質量があるので、**卵かけごはんにすれば、それだけで、10・3gのたんぱく質量がとれる**ことになるのです。

たんぱく質を多く含む**しらす干し、青ノリ、白ゴマ**などをごはんにかけたり、おにぎりに混ぜたりして食べるのもお勧め。

あるいは、**トーストにチーズをのせて、チーズトースト**にしてもよいでしょう。スライスチーズ1枚のたんぱく質量が4・1gですから、チーズトーストにすると、食パンの4・4gにチーズの4・1gがプラスされるので、8・5gのたんぱく質をとることができます。

おかずや主食に肉や魚、卵、チーズなどを加えることで、朝食のたんぱく質を簡単に増量することができるのでぜひお試しください。

朝食にたんぱく質食材をチョイ足しする方法

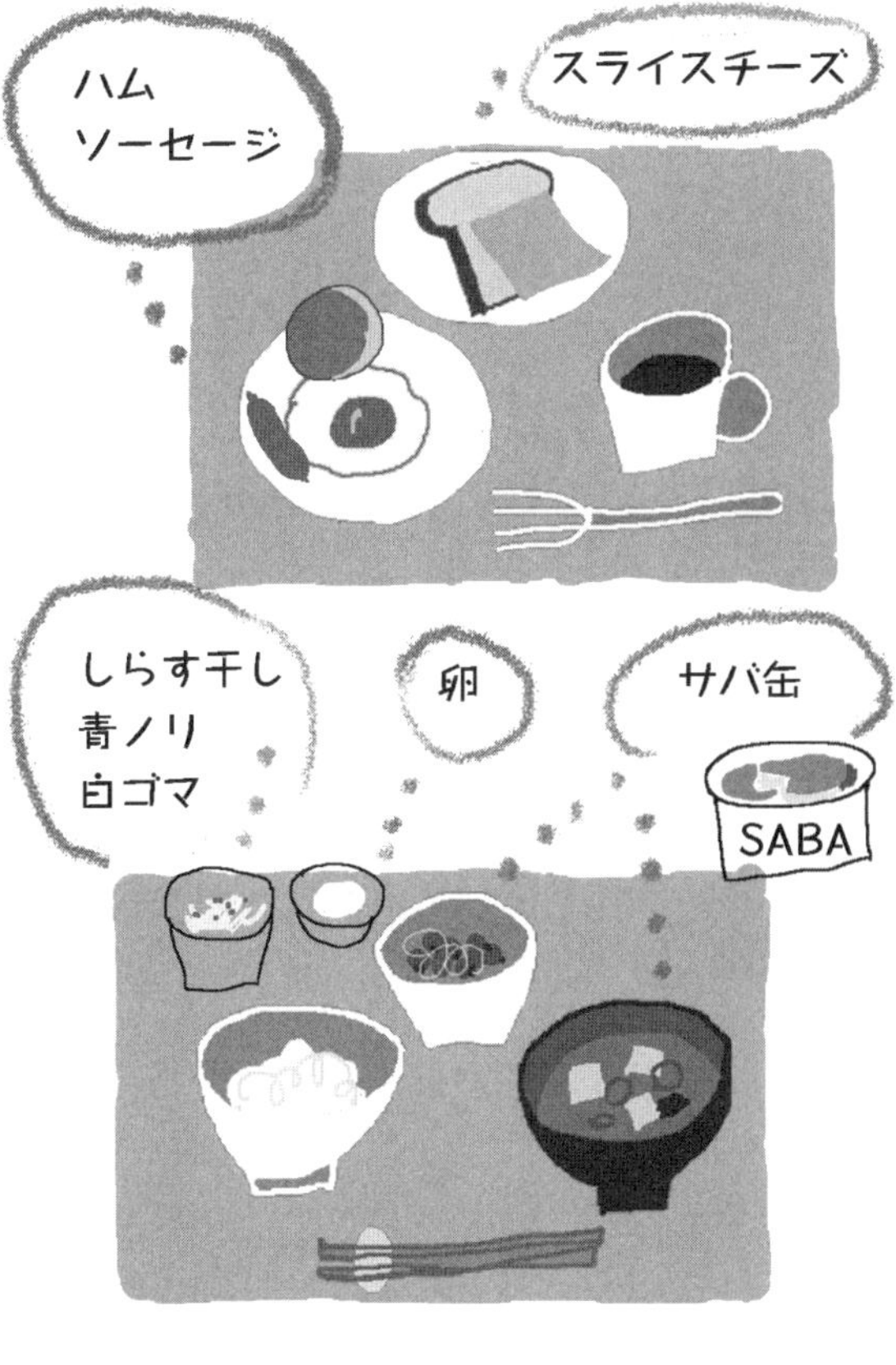
ハム
ソーセージ
スライスチーズ
しらす干し
青ノリ
白ゴマ
卵
サバ缶
SABA

朝食でのたんぱく質不足を解消するチョイ足しテクニック

牛乳やチーズ、ヨーグルトなどをチョイ足しするテクニック

朝食で摂取するたんぱく質量を増やす簡単な方法として、たんぱく質が豊富な食品を一つ、チョイ足しするのもお勧めです。

代表的なものを挙げれば、牛乳やチーズ、ヨーグルトなどです。次に、1食分でとれるたんぱく質量をいくつか紹介しましょう。

〈チョイ足し食品のたんぱく質量〉

- **牛乳コップ1杯（200㎖）……6・8g**
- **豆乳コップ1杯（200㎖）……7・4g**

・プロセスチーズ（三角チーズ）1個……4・1g
・ヨーグルト小鉢1杯（120g）……4・3g
・ちくわ1本……5・5g
・魚肉ソーセージ大1本……10・4g

朝食時に**牛乳や豆乳をコップ1杯飲むだけで、6～7gのたんぱく質が摂取**できますから、たんぱく質の摂取不足を補うのに大変役立ちます。ただし、豆乳は糖質も多いので、その点は注意が必要です。また、脂肪が気になる人は、**低脂肪の牛乳**を飲んだほうがよいでしょう。

ちくわや魚肉ソーセージも、そのまま気軽に食べられるので、朝食のチョイ足しにとても便利です。

「ギリシャヨーグルト（水切りヨーグルト）」は、たんぱく質が豊富なことで有名。いろいろな製品がありますが、**100g中におよそ10gのたんぱく質**が含まれているので、チョイ足し食品として大変重宝します。

どうしても食事で摂取できないときは、プロテインで不足分を補う

プロテインを活用する

「朝は忙しくて時間がないので、肉や魚の料理を作るのは難しい」とか、「ゆっくり食べている時間がない」といった人は、食事で足りないたんぱく質を補充するために、プロテインを活用する方法もあります。

プロテインは、生乳や大豆からたんぱく質を抽出し、パウダー状に加工したもの。**低脂肪のため、余分なカロリー摂取につながる心配がありません。また、水や牛乳に溶かすだけで簡単にたんぱく質を摂取することができるので、とても手軽**です。

プロテインについては、アスリートやボディビルダーなど、筋肉を鍛えている人が愛用しているものというイメージが、まだまだあるかもしれません。しかし、仕事や家事で忙しく、食事で十分なたんぱく質がとれない人にとって、プロテインは大変便利で、使い勝手のよい食品です。

製品によって内容量には違いがありますが、プロテインは粉末タイプのもので、水に溶かすと、**コップ1杯で10～15g程度のたんぱく質を摂取**することができます。朝食や昼食に十分な時間がとれず、たんぱく質が足りないと感じたときは、プロテインを飲んで、不足分を補うようにするとよいでしょう。

ただし、**本来、食事から摂取すべきたんぱく質を、すべてプロテインに置き換えてしまうことはお勧めできません。**

プロテインだけで、1回の食事におけるたんぱく質の必要量をカバーすることができるにしても、朝食や昼食をプロテインのみで済ませるというのは、体にとって無理があります。

というのも、**プロテインだけでは、ほかの栄養素がとれない**ためです。

1日3食、それぞれ20gずつのたんぱく質摂取を目指す際も、基本は通常の食事から、たんぱく質を摂取することを優先してください。

朝食や昼食で足りなかったたんぱく質を、プロテインをうまく活用して補うのが、ベストな使い方なのです。

運動の前後に、プロテインでたんぱく質の補給を図るといったやり方も、もちろん考えられます。

なお、「プロテインは太る」という俗説もあるようですが、これはまったくの誤り。三大栄養素のうちで、たんぱく質は最も太りにくい栄養素ですから、プロテインも過剰に摂取しないかぎり、太るリスクは低いのです。

私も、プロテインを大いに愛用しています。

昼食に多いめん類でのたんぱく質チョイ足しテクニック

朝食のたんぱく質が不足しているというお話をしてきました。しかし、足りていないのは、朝食だけではありません。

実は**昼食も、特に60歳以降の人の場合、たんぱく質が不足している傾向がある**のです。

昼は、手早く食べられるうどんやソバ、ラーメン、パスタなどのめん類が多くなりがち。外食でも、牛丼やカレーライス、コンビニのおにぎり、サンドイッチなど、パッと食べられるものを選ぶことが多いでしょう。

しかし、そうなると、炭水化物が中心の食事になります。そのような、

単品での食事の場合、どうしてもたんぱく質が不足しがちなのです。
「国民健康・栄養調査」によると、**高齢者の女性では、昼食でのたんぱく質の摂取量が不足している**ことがわかっています。シニアの人は、朝食だけではなく、昼食も意識してたんぱく質摂取を心がける必要があるでしょう。

では、足りないたんぱく質をどのように補充すればよいのでしょうか。

考え方は、朝食と同じです。**足りない分を、たんぱく質のチョイ足しで補ってください。**

うどんやソバを食べるなら、「油揚げをのせる」、「ゆで卵をのせる」など、たんぱく質が豊富な食品を何か一つ、めん類にプラスするのです。**油揚げ1枚ならたんぱく質が5・2g、ゆで卵1個なら6・3g**とれますから、かなりのたんぱく質量をカバーできます。**ちくわ（1本5・5g）やカニかま（1本1・8g）も、チョイ足しするのに便利**です。

足りない分を、朝食と同様にプロテインで補う方法もあります。

必ずサラダを1品プラスして、野菜から先に食べる

外食する場合、なかなかバランスよく食べることが難しいものです。特に昼食は、めん類や丼物などで済ませてしまうことが多く、どうしても炭水化物が中心になりがち。なるべく、たんぱく質がしっかりとれる肉料理や魚料理のメニューや定食を選んだほうがよいでしょう。

中高年の世代で、まだまだ肥満が気になる人は、糖質や脂質のとりすぎにも注意を払わなければなりません。こうしたケースで、ぜひ実践してほしい方法が、サラダを1品注文することです。

オーダーした料理以外に、野菜や海藻などのサラダを注文するのです。

そして、メインの料理の前に、サラダから先に食べるようにします。

食物繊維を多く含んだサラダを先に食べることによって、後で食べる主食や主菜の糖質や脂質の吸収を遅らせることができます。血糖値の急上昇を抑制し、余分な脂質の吸収を減らすこともできるでしょう。

いわゆる**「ベジファースト」**ですが、私自身も必ず実践している習慣です。中高年で、肥満が気になる人は、ぜひお試しになってみてください。

肥満予防という点では、プロテインを利用するという方法もあります。

これは、**食事の最初にプロテインを飲む方法です。プロテイン中のアミノ酸が脳の満腹中枢を刺激し、食べすぎを防いでくれます。**

ただし、この方法は、高齢者には勧められません。

先にプロテインを飲んでしまうと、食の細い高齢者はそれだけでおなかがいっぱいになってしまい、ほかの栄養素がとれなくなるからです。**高齢者の場合、プロテインを飲むのは食事の最後**と覚えておいてください。

コンビニには、たんぱく質のチョイ足しフードがいっぱい！

1日3食、毎回少なくとも20ｇのたんぱく質をとっていくことは、実際に始めてみるとわかりますが、それほど簡単ではありません。

忙しい毎日、毎食20ｇの摂取を目指し、アレコレ工夫するのもなかなか大変なものですが、みなさんの力強い味方になってくれるのがコンビニエンスストアです。**コンビニには、質のよいたんぱく質の食材が豊富にあり、簡単に手に入れることができます。某コンビニの例を挙げてみましょう。**

- **鶏むね肉のサラダチキン１袋（１１０ｇ）……たんぱく質量26・５ｇ**
- **サラダチキンバー１本（60ｇ）……たんぱく質量12・２ｇ**

・豆腐バー1本……たんぱく質量10g
・カニかまバー1本……たんぱく質量10g

もちろん、コンビニには**牛乳、プロセスチーズ、ヨーグルト、ゆで卵、納豆、枝豆**なども売られています。これらは非常に使い勝手のよい食材です。弁当を購入するときは、ついでに高たんぱくの食材を1～2品買い足すとよいでしょう。また、**サバ缶や魚肉ソーセージ、ちくわなどの水産加工品**があるのも重宝します。**プロテインバーやプロテインゼリー、ナッツや小魚**なども補助食品やおやつとして活用できます。

なお、**コンビニが便利なのは、ほとんどの商品に栄養成分表示がついている点**です。たんぱく質量はもちろんのこと、糖質や脂質の量もわかります。ダイエット中の人なら、栄養成分表示を見て、「脂質が多いからやめておこう」といったふうに、食材の選択に役立てられます。コンビニの食材をうまく活用すれば、毎食20gの目標量をクリアしやすくなるでしょう。

コンビニで買える高たんぱく質食品（例）

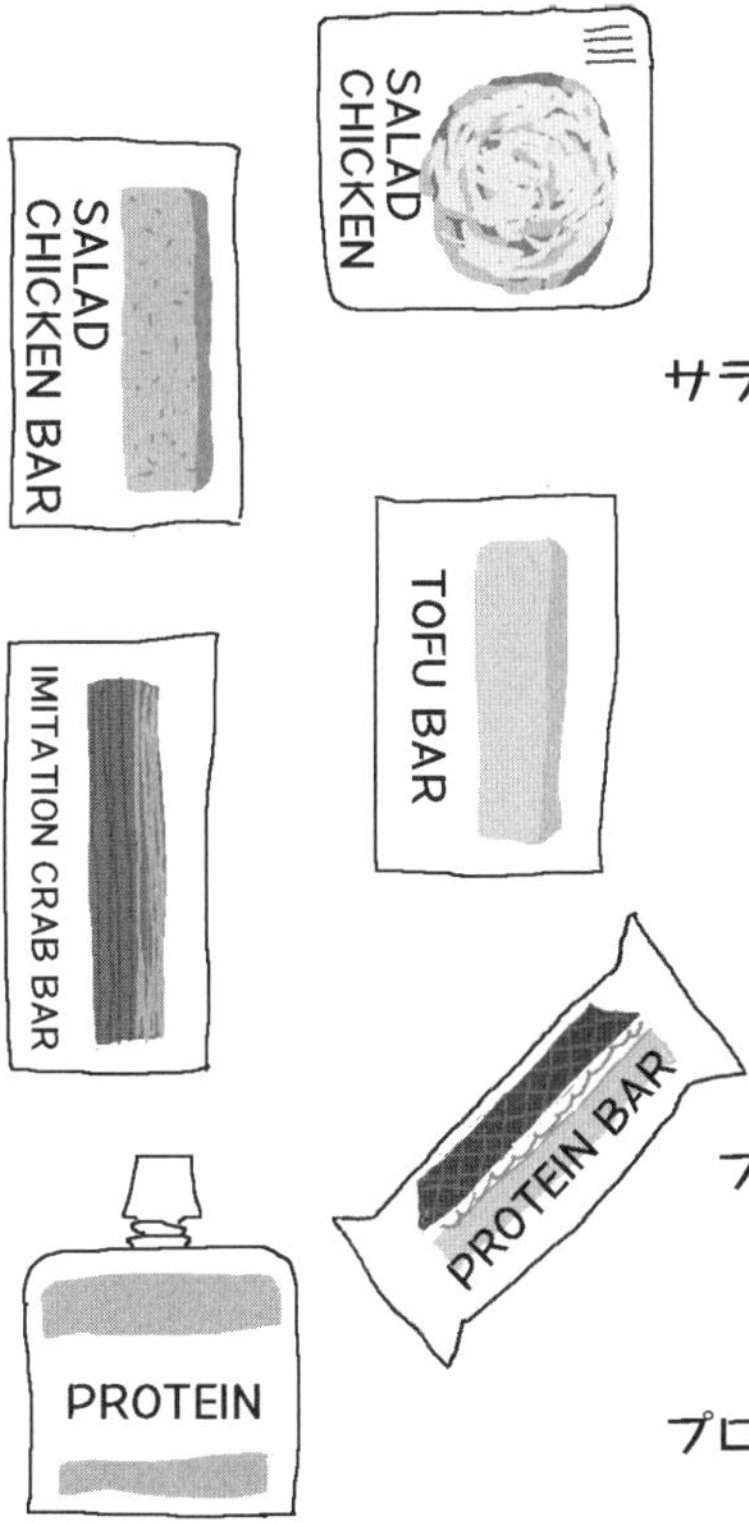

サラダチキン

サラダチキンバー

豆腐バー

カニかまバー

プロテインバー

プロテインゼリー

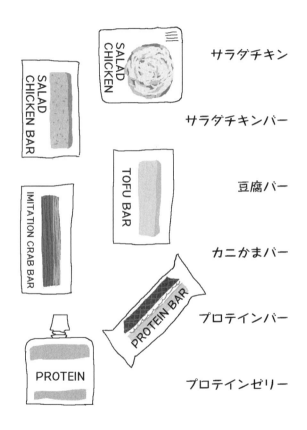

たんぱく質20gの目安は、手のひらサイズで計算できる

朝昼晩の1日3食、それぞれ、少なくとも20gのたんぱく質をとることが目標です。

ただし、実際の食事で食卓に上った食材に、どれくらいのたんぱく質が含まれているかを調べるのは大変です。

インターネットを使って、たんぱく質の含有量を調べることは可能ですが、食事のたびに調べるとなると、かなりめんどうな作業になるでしょう。それが負担になり、ついにはおっくうになって、続けられなくなってしまったら元も子もありません。

そこで、**よく食べる食材の一人分の分量と、そこに含まれるたんぱく質の量の目安を覚えておく**ことをお勧めしています。

また、たんぱく質摂取のメインとなる肉や魚の場合、肉や魚がすでにカット済みであったり、調理されたりしているケースも少なくありません。カットされたり、加工されたりした食品のたんぱく質量を、どうやって推定すればよいかと疑問に思う人もいらっしゃるでしょう。こうした場合、手のひらを使うと簡単に計算ができます。

肉も魚も、手のひらにのるサイズが、約100g。含まれるたんぱく質の量が、16～20gと考えればよいのです。

日頃からよく食べている食材については、**一人分あたりのたんぱく質の量を頭に入れておく**と便利です。

- **卵1個（60g）……6・3g**
- **牛乳コップ1杯（200㎖）……6・8g**

- **豆乳コップ1杯（200㎖）……7・4g**
- **納豆1パック（50g）……8・3g**
- **絹ごし豆腐1丁（300g）……15・9g**
- **ツナ水煮1缶（80g）……12・8g**
- **ヨーグルト小鉢1杯（120g）……4・3g**
- **スライスチーズ1枚（18g）……4・1g**
- **ウインナーソーセージ1本（18g）……2・1g**
- **ごはん1膳（160g）……4g**
- **食パン6枚切り1枚（60g）……5・3g**

このように、よく食べる食材のたんぱく質の含有量があらかじめわかっていれば、1回の食事でとるたんぱく質摂取量も推定しやすくなります。

合計量が足りないようなら、不足分をプラス、多すぎれば控えるなどの調整をすることがやりやすくなるはずです。

鶏のささみ、鶏むね肉がお勧め！マグロの赤身やタラ、ツナ缶も低脂肪

牛肉や豚肉は、良質なたんぱく質が豊富ではあるものの、脂質も多く含んでいる点がデメリットです。

食べすぎれば脂質のとりすぎになり、カロリーオーバーの心配をしなければなりません。

牛肉や豚肉に含まれる「飽和脂肪酸」をたくさんとると、コレステロール値や中性脂肪値が上昇し、脂質異常症や動脈硬化を進行させてしまうおそれがあります。

それに、牛肉や豚肉の短所としては、**脂質が多いと、その分だけ消化吸**

収がゆるやかになるという点があります。このため、**脂質が多い肉を食べたときの筋肉の合成率は低くなってしまう**のです。

そこで、みなさんに**お勧めしたい肉が、鶏のささみや鶏むね肉**です。

鶏のささみは、鶏むね肉の一部で、胸の両側にあり、笹の葉のような形をしているので、そう呼ばれています。鶏むね肉のほうが価格は安いので、より活用しやすいかもしれません。

鶏むね肉は、高たんぱくで低脂肪。太りにくいことが、まずメリットとして挙げられます。**低脂肪なので消化吸収もよく、筋肉の合成率も高くなります。**また、**たんぱく質や糖質、脂質の代謝を促進するビタミンB群、骨の形成に必要なビタミンKなども豊富に含まれています。**

鶏のささみも、効率よく筋肉をつけたいアスリートが愛用する食材としてよく知られています。

ほかに、高たんぱくで低脂肪の動物性たんぱく質の食材を挙げると、**マ**

グロの赤身やタラ、ツナ缶（ノンオイルタイプ）などがあるでしょう。

なお、**鶏むね肉には、イミダゾールペプチドという物質が含まれています。**

渡り鳥が、1万㎞を超えることもある長距離を飛ぶことができるのも、翼を動かすむね肉に、このイミダゾールペプチドがたくさん存在していて、疲労のもとを除去してくれるからだといわれています。

この**イミダゾールペプチドの疲労回復効果は、人間にも有効**です。

実際、臨床実験で、イミダゾールペプチドを摂取すると、疲労感が軽減することが確認されています。日頃から疲れやすいと感じている人は、鶏むね肉を積極的に食べるようにしてみてはいかがでしょうか。

鶏むね肉は、淡白な味で、どんな料理にも合いますが、パサパサして、かたくて食べにくいという人もいるかもしれません。

そんな場合は、鶏むね肉を塩麹《しおこうじ》に漬けてから料理に使うと、しっとりやわらかく食べやすくなります。ぜひお試しください。

大豆製品なら木綿豆腐、高野豆腐が高たんぱくでお勧め！

植物性たんぱく質の中でも、大豆製品は特に優れもの食材です。もともと、**大豆は「畑の肉」といわれるほど、たんぱく質が豊富**です。筋肉を強化するロイシンをはじめとして、必須アミノ酸がバランスよく含まれており、**たんぱく質の栄養価の指標であるアミノ酸スコアも100と肉や魚と同等のレベル。**しかも、**大豆のたんぱく質の吸収率は約95%で、非常に効率がよい**のです。

おまけに、**大豆製品は低カロリー。**

動物性たんぱく質は、脂質を多めに含んでいるものが多く、脂質のとりすぎが気になります。この点、脂質が少なめの大豆製品は、肥満が気になる中高年の人にぜひ活用してほしい食材です。

大豆製品の中で、たんぱく質の含有量からいえば、**1丁(300g)あたり絹ごし豆腐が15・9gなのに対して、木綿豆腐は21g。**たんぱく質をたくさん摂取したいのなら、絹より木綿がいいということになります。

それ以上に含有量が多いのが**高野豆腐。1袋(乾燥品、60g)中に、なんと30・3gものたんぱく質**が含まれており、高野豆腐の半分がたんぱく質なのです。ほかに、カルシウムや鉄分も豊富です。

ただし、木綿豆腐や高野豆腐をそれほど大量に食べることはできないので、**大豆製品だけで1食20gのたんぱく質を補給するのは現実的には難しい**でしょう。

ですから、**動物性たんぱく質と大豆製品をうまく組み合わせていくのが、20gをクリアするための基本テクニック**といえるのです。

アミノ酸スコア満点の卵は完全栄養食品！

かつて、「卵はコレステロールが多い」という理由から、食べすぎるとよくないとしきりにいわれていたものです。

しかし、卵黄に含まれる**「レシチン」が血中のコレステロール増加を抑制する効果がある**ことなどが判明し、近年の研究では、**1日1～2個程度なら健康に問題ない**といわれるようになっています。

コレステロール値が高く、卵の摂取量について医師から注意を受けていないかぎり、**コレステロールのとりすぎについては気にせず、積極的に卵をとっていくことをお勧めしたい**と思います。

なにより、卵は、たんぱく質を手軽に摂取できる食品として非常に優れています。**卵1個（60g）に含まれるたんぱく質量は、6・3g。**

しかも、**アミノ酸スコアも満点の100であり、筋肉合成のスイッチ役となるロイシンをはじめとして、9種類の必須アミノ酸をバランスよく摂取できます。**

その他の栄養も豊富です。カルシウム、マグネシウム、鉄、亜鉛などのミネラルのほかに、代謝を促すビタミンB群や免疫力を高めるビタミンA、骨を丈夫にするビタミンDなど、**卵は、ほぼ完全な栄養食品**といってもよいのです（唯一含まれない栄養素がビタミンC）。

卵は、生卵、ゆで卵、目玉焼き、卵焼き、オムレツ、スクランブルエッグ等々、いろいろな調理法が可能なのも大きなメリットです。

また、**市販の温泉卵を常備しておくと、サラダや丼物のトッピングになり、簡単にたんぱく質の摂取量が増やせます。**

筋肉合成のスイッチを入れる必須アミノ酸「ロイシン」

私たちの体を構成する約10万種類ものたんぱく質は、20種類のアミノ酸の組み合わせによって作られています。

そのうち、筋肉の増強に深く関わり、重要な役目を果たしているのが、**「分岐鎖《ぶんきさ》アミノ酸（BCAA《ビーシーエーエー》）」**です。BCAAとは、Branched Chain Amino Acidの略称で、**「バリン、ロイシン、イソロイシン」**という三つの必須アミノ酸の総称です。

BCAAの特徴は、ほかのアミノ酸に比べると、**筋肉の合成を促す作用が強いことに加えて、筋肉の分解を抑える作用もある**ことです。

この三つの分岐鎖アミノ酸のうち、**ロイシンには、筋肉合成の指令を伝える物質「エムトール」を活性化する働きがあります。**そのため、ロイシンを含んだたんぱく質を摂取すると、エムトールが活性化され、より多くの筋肉が合成されることになります。

つまり、**ロイシンは、筋肉合成のスイッチとなるアミノ酸**といってもよいでしょう。

また、ロイシンの摂取量が少ない高齢者は、筋肉量が減少傾向にあるというデータも報告されています。

乳製品、肉、魚、卵、高野豆腐に豊富に含まれる

BCAAのバリン、ロイシン、イソロイシンの作用について簡単にまとめておきましょう。

- **バリン……成長を促し、筋肉を強化する**
- **ロイシン……筋肉を強化し、肝臓の働きを高める**
- **イソロイシン……筋肉を強化し、神経の働きを助ける**

この中で、筋肉を強化する働きが最も強いのがロイシン。**ロイシンを多く含む食材は、動物性たんぱく質の乳製品、肉、魚、卵**などです。

ロイシンには疲労回復の効果もありますが、血中のロイシン量をすぐに上げたいなら、体に吸収されるのが速い**ヨーグルトやチーズ、牛乳**などがお勧めです。

植物性たんぱく質では**高野豆腐**に豊富に含まれ、肉では**鶏むね肉や牛肉**、魚では**ホッケや黒マグロ、カツオ**などに多く含まれています（133ページ参照）。

もっと効率的に摂取したいなら、**ロイシンを多く含むホエイプロテイン**などを利用するとよいでしょう。

ロイシンを多く含む食材（例）

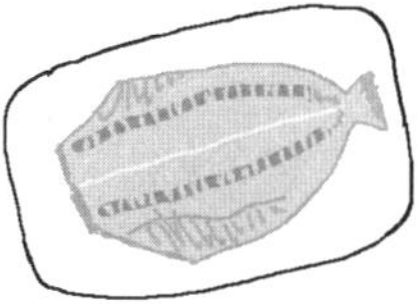

ホッケ
ロイシン2000mg
（1食分120g）

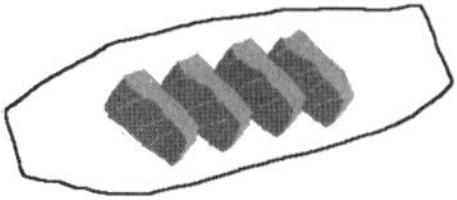

黒マグロ
ロイシン2000mg
（1食分100g）

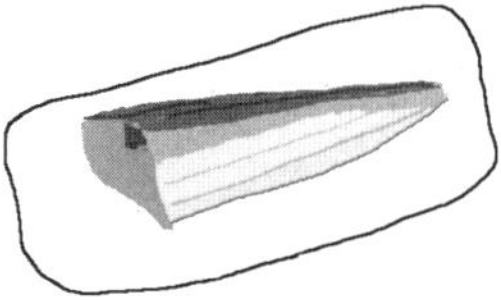

カツオ
ロイシン1800mg
（1食分100g）

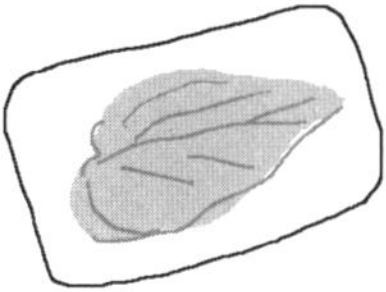

鶏むね肉
ロイシン1800mg
（1食分100g）

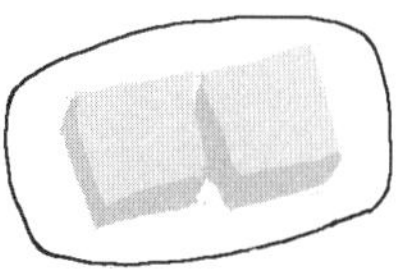

高野豆腐
ロイシン1800mg
（1食分40g）

ホエイか？ ソイか？
プロテインは飲みやすさで選ぶ

「プロテイン」というと、本来はたんぱく質を指す言葉ですが、日本では一般的に、たんぱく質を摂取するための飲料を指す言葉として使われています。ここでは、そのプロテインの活用法をご紹介しましょう。

プロテインは、生乳や大豆などの食品からたんぱく質を抽出し、パウダー状にしたもの。水や牛乳に溶かすだけで簡単にたんぱく質が摂取できます。低脂肪であるため、余分なカロリー摂取の心配をする必要もありません。

プロテインのメリットは、**「たんぱく質の摂取量を手軽に増やせる」**という点にあります。

1日3回の食事で、毎食20gずつのたんぱく質を摂取することをお勧めしていますが、1食につき20g以上のたんぱく質をとり続けることは、そんなに簡単ではありません。

やはり、どうしても、朝食や昼食でたんぱく質が足りていないケースが出てくるでしょう。その足りない分のたんぱく質を補うために、プロテインをぜひ活用してみてください。

プロテインには、「①ホエイ、②カゼイン、③ソイ」の三つのタイプがあります。

それぞれについて解説しましょう。

①ホエイプロテイン

ホエイは、牛乳からカゼイン（乳たんぱく）を除いた残り。

ヨーグルトの上澄みの透明な液体がホエイで、**乳清《にゅうせい》**ともいいます。**筋肉合成を促す必須アミノ酸のロイシンの含有量が多い**という特徴があり、その他の必須アミノ酸も多く含まれています。

ホエイプロテインは水溶性で、体内に速く吸収されます。

② カゼインプロテイン

牛乳から、ホエイと乳脂肪分を除いたもの。

カゼインは不溶性で、水に溶けにくい性質があり、そのため、吸収速度がゆっくりであるという特徴があります。

7～8時間かけて吸収されるため、ダイエット中の人にお勧め。就寝前に摂取すれば、満腹感を持続させる効果が期待できます。

③ ソイプロテイン

ソイプロテインは、文字どおり、大豆に含まれるたんぱく質。

ソイプロテインには、たんぱく質以外に、女性ホルモンのエストロゲンと似た働きをする「大豆イソフラボン」も含まれています。

ソイプロテインもカゼインプロテインと同様、吸収速度がゆっくりで、

5〜6時間かけて吸収されます。ダイエット中の人や肌の衰えが気になる女性に、また、牛乳が体に合わない人にもソイプロテインが勧められます。

味も多彩でおいしくなった国産プロテイン

昔は、プロテインはおいしくないというのがもっぱらの評判でした。一昔前のプロテインはみな、欧米からの輸入もので、甘みが強く、率直にいって、あまりおいしいものではありませんでした。

しかし、現在、**プロテインは国産のものが主流。味も多彩になり、おいしいものが増えています。**さまざまなメーカーから、ココア味やヨーグルト味、バナナ味やイチゴ味、抹茶味やきな粉味など、たくさん発売されています。

三つのプロテインのうちどれを選ぶかは、自分が飲みやすいと感じられるものがベスト。気軽に続けられることが大切だからです。

小腹がすいたら、間食としてプロテインを飲もう！

プロテインには、さまざまな活用のバリエーションがあります。

朝食や昼食のたんぱく質が足りないときは、**プロテインを飲んで1食20gの目標量をクリアする。**それが本書でお勧めしてきた方法ですが、ほかにもいろいろいろな活用法が考えられます。

私自身、よくプロテインを飲んでいます。

実は、私は甘いものが好きです。甘いものがあると、ついつい手を伸ばしたくなるのです。それが自分でもわかっています。

そのため、**小腹がすいたときなどに（つまり、甘いものが欲しくなる夕**

イミングで）、プロテインを飲むようにしています。

甘いもので糖質をとるよりは、プロテインでたんぱく質を摂取したほうが、太りにくいことはいうまでもありません。このように、**間食としてプロテインを活用する**のも一つの方法です。

飲むのは運動の前でも後でもどちらでもよい

私は、大学の施設で定期的に筋トレをしていますが、この筋トレの最中にもプロテインを飲んでいます。

筋肉をつける上では、プロテインを運動の前に飲むのがよいのか、運動の後に飲むのがよいのか、以前はよく議論されたものでした。

現在の結論としては、運動の前でも後でもどちらでもよいということになっています。

私自身は、筋トレをしているとき、運動の最中にプロテインを飲むようにしています。運動中、のどの渇きを癒やす水分補給として、プロテインを使っているのです。

また、我が家では、**ホットケーキなどを作るときに、プロテインをプラス**しています。これで、たんぱく質が強化されたホットケーキになるのです。

一般にプロテインは、水、牛乳、豆乳などに溶かして飲みます。

牛乳は、同時にカルシウムの摂取ができるという利点がありますが、脂質が多いので、肥満が気になる人は、低脂肪乳を選んだほうがよいでしょう。

豆乳も使えますが、豆乳の場合、糖質をとることになるので、糖質のとりすぎが気になる人にはお勧めできません。

もちろん、たんぱく質をピュアにとりたいという人は、水で溶いて飲むことをお勧めします。

プロテインの種類と飲み方

種類	成分	特徴
ホエイプロテイン	ホエイ（牛乳からカゼインを除いた残り）	・ロイシンの含有量が多い ・体内に速く吸収される
カゼインプロテイン	カゼイン（牛乳からホエイと乳脂肪分を除いたもの）	・吸収速度がゆっくり ・ダイエット向き。満腹感が持続
ソイプロテイン	大豆に含まれるたんぱく質	・吸収速度がゆっくり ・ダイエット向き。女性向き

<プロテインの飲み方>

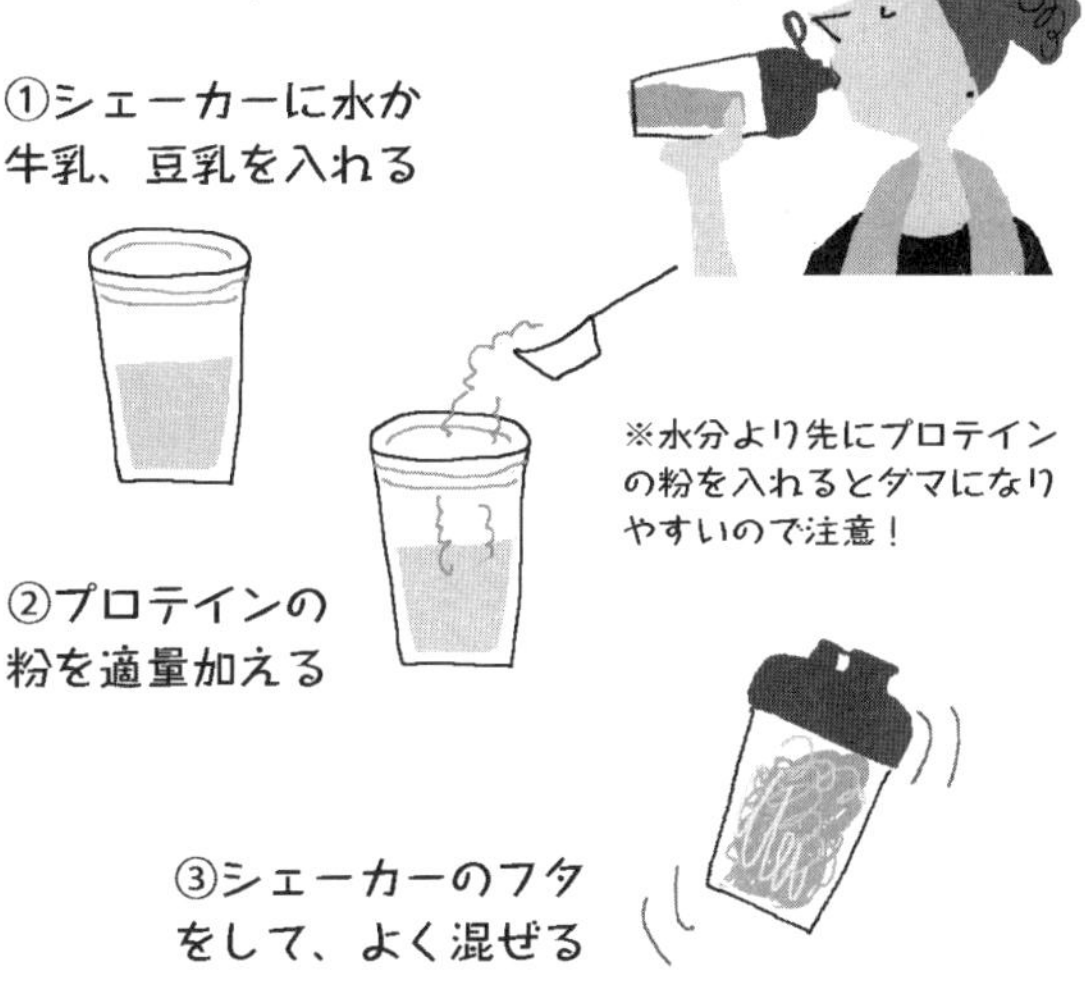
①シェーカーに水か牛乳、豆乳を入れる
※水分より先にプロテインの粉を入れるとダマになりやすいので注意！
②プロテインの粉を適量加える
③シェーカーのフタをして、よく混ぜる

ビタミンDや亜鉛、鉄もいっしょにとると効果アップ!

筋肉の合成を促すために、たんぱく質といっしょにとると効果がアップする栄養素がいくつかあります。

その代表がビタミンD。

ビタミンDは、骨とともに、筋肉にとっても大事な栄養素です。**ビタミンDは、カルシウムの吸収をよくして骨を増強するとともに、筋肉の合成も促します。**ある基礎研究によると、**ビタミンDが、筋肉を萎縮させる遺伝子の発現を抑制する**と報告されています。

また、日本の高齢者1653人を対象とした疫学研究では、**ビタミンD**

の摂取不足によって、筋力低下やサルコペニアの発症リスクが上昇する可能性があるとも報告されています。

日光を浴びながらウォーキングするといい！

そもそも、**日本人は、ビタミンDの摂取量が足りていない**といわれていますから、積極的にビタミンDをとっていく必要があるのです。

ビタミンDを多く含む食材としては、次のようなものがあります。

イワシ丸干し（1尾30g中、15μg《マイクログラム》）、サンマ（1尾100g中、16μg）、サケ（1切れ80g中、25・6μg）、干しシイタケ（2個6g中、1μg）、キクラゲ（乾燥品2枚2g中、1・7μg）など。

ビタミンDは、日光に当たると体内で合成されます。日光を浴びながらウォーキングなどの運動を行えば、ビタミンDの産生に役立てることができるでしょう。

次に、**亜鉛も、筋肉の合成と関係するミネラル**の一つです。

亜鉛は、ホルモンの合成や分泌などに貢献する栄養素。**筋肉の合成を促すテストステロン、いわゆる男性ホルモンの分泌に亜鉛が関係**していることがよく知られています。

そのため、亜鉛が不足すると、筋肉の合成に悪影響を及ぼすおそれがあるのです。

亜鉛を多く含む食材としては、次のようなものがあります。

カキ（2粒50g中、7mg）、豚レバー（70g中、4・8mg）、牛赤身肉（70g中、4mg）、鶏レバー（70g中、2・3mg）、煮干し（10尾10g中、0・7mg）、アーモンド（10粒10g中、0・4mg）など。

カキに亜鉛が多いことはよく知られていますが、ナッツ類にも亜鉛が豊富。ナッツなら、おやつとして手軽に食べられます。

鉄も、筋肉を維持するために必要なミネラルです。

たんぱく質が不足すると生じやすい不調の一つが〝貧血〟。日本人女性の約20％が悩んでいるといわれる貧血は、大半が**「鉄欠乏性貧血」。**血液中の赤血球が少なくなることで起こります。赤血球の主な構成要素は、ヘモグロビンで、ヘム（鉄）と、グロビン（たんぱく質）、要するに鉄とたんぱく質からできているのです。

たんぱく質や鉄が不足すれば、赤血球が作れず、貧血になってしまいます。しかも、**鉄欠乏性貧血になると、集中力の低下や頭痛などの症状のほかに、筋力低下も起こってくる**とされています。

鉄を多く含む食材としては、次のようなものがあります。

アサリ水煮缶（30g中、9㎎）、豚レバー（70g中、9・1㎎）、ヒジキ（10g中、5・5㎎）、切り干し大根（50g中、1・6㎎）、ホウレンソウ（50g中、1㎎）など。

たんぱく質を効率よくとるには、腸内環境を整えることが重要！

たんぱく質摂取の上でも、腸内環境を整えておくことはとても大切です。

私たちの腸内には、約100兆個もの腸内細菌がすんでいます。腸内細菌には、体によい働きをする**「善玉菌」**、体に悪い影響をもたらす**「悪玉菌」**、どちらにも属さない**「日和見菌《ひよりみきん》」**の三つのグループがあり、この3グループが勢力争いをしながら、**「腸内フローラ」**を形成しているのです。

この腸内フローラで、善玉菌が優位になると、排便などもスムーズに行われ、健康維持に役立つと考えられています。

ただし、たんぱく質のうちでも**動物性たんぱく質を過剰に摂取すると、**

悪玉菌が増えて、腸内環境が悪化するおそれがあることがわかっています。その結果、便秘や下痢になったり、肌の調子が悪くなったりするなど、体に悪い影響が現れるのです。

また、**赤身肉や加工肉のとりすぎは、大腸がんのリスクを高める**との報告もなされています。

腸内細菌が、肉に含まれるたんぱく質を分解し、硫化水素やアンモニア、アミンなどの毒素を発生させて、「発がん物質」を作り出す原因となるためです。こうしたリスクがあるので、赤身肉や加工肉の食べすぎには注意を払う必要があります。

だからといって、動物性たんぱく質はとらないほうがよいということにはなりません。

そもそも、**腸は、たんぱく質を非常に必要としている臓器。**体に摂取したたんぱく質の半分は、小腸で使われているのです。

そこで、**腸内環境を整えるには、動物性たんぱく質だけに偏らず、植物性たんぱく質も摂取し、動物性と植物性のバランスを図っていく必要があります。**

食物繊維がビフィズス菌のエサとなり、善玉菌を増やす

加えて、腸内環境を整えるためには、食物繊維も欠かせません。食物繊維はビフィズス菌などの善玉菌のエサとなって、善玉菌を増やしてくれるのです。

食物繊維は、水に溶けない「不溶性」と、水に溶ける「水溶性」の2タイプがあって、それぞれ違う役割を果たしています。

不溶性食物繊維は、腸の中で水分を吸収してふくらみ、便のカサを増やして腸を刺激し、便通を促します。

水溶性食物繊維は、糖質の吸収をゆっくりとさせたり、余分なコレステロールの排出を促したりします。

食物繊維を多く含む食材を挙げておきましょう。

- **穀類**……玄米、胚芽米、麦めし、オートミールなど
- **野菜**……ゴボウ、セロリ、アスパラガス、キャベツ、切り干し大根など
- **キノコ**……シイタケ、シメジ、エノキ、キクラゲなど
- **果物**……柑橘《かんきつ》類（ミカン、グレープフルーツ）、バナナ、干し柿など
- **豆類**……煮豆（大豆、うずら豆、アズキ）、納豆、おからなど
- **海藻**……ワカメ、寒天、ところてんなど

毎日の食事で、これらの食材をうまく組み合わせてとるようにするとよいでしょう。

食物繊維以外では、**たんぱく質摂取も兼ねられるヨーグルトや、善玉菌のエサとなるオリゴ糖が豊富なタマネギ**なども、腸内環境の改善に役立ちます。

たんぱく質の消化を助ける！たんぱく質分解酵素が豊富な食材

「年を取ってきたら、若いころのように肉や魚が食べられなくなった。食べると胃もたれしてしまう……」といって、肉や魚を食べることを控えてしまう人がいます。

しかし、**高齢者こそ、たんぱく質は欠かせない栄養素。**高齢になるほど、たんぱく質の合成能力が低下するため、摂取量を減らしてはいけません。

たんぱく質は、できるだけたくさんとりたい。にもかかわらず、食べると胃がもたれてしまう……。このジレンマを解消するために、たんぱく質がとりやすくなる食べ方のテクニックをご紹介しましょう。

①高たんぱく・低脂肪の食材を選ぶ
②肉類の場合、食べやすい形状のものを選ぶ
③たんぱく質分解酵素が豊富な食材と組み合わせる

脂質が多い動物性たんぱく質は、消化に時間がかかって、胃に負担をかけるため、胃もたれを起こしやすくなります。そこで、消化吸収のよい**高たんぱく・低脂肪の鶏むね肉や鶏のささみ、マグロの赤身**などがお勧め。

また、消化しやすいという点からいえば、同じ肉類でも、**かたまり肉やスライスしたものより、ひき肉のほうが、胃の負担が少なくなります。**

さらに、たんぱく質を分解する酵素が、「プロテアーゼ」。動物性たんぱく質をとるときは、プロテアーゼが豊富な食材と組み合わせることで、たんぱく質の消化が助けられ、胃の負担を減らすことができます。

たんぱく質分解酵素のプロテアーゼを多く含む食材としては、大根、タマネギ、ショウガ、ニンニク、パイナップルなどがあります。

和食に牛乳をプラスしたレシピ「乳和食」で減塩&たんぱく質強化！

「乳和食《にゅうわしょく》」という言葉をご存じでしょうか。

これは、その名のとおり、**和食に牛乳や乳製品をプラスしたレシピ**です。乳和食では、伝統的なみそやしょうゆといった調味料に、牛乳を組み合わせて料理します。

例えば、和食の定番である煮魚に牛乳を入れるといったら、びっくりされるかもしれません。試してみると、魚の臭みが消えて、牛乳のうま味が魚の風味を引き出し、意外なほどマッチすることがわかるでしょう。乳和食は、和食の新しいおいしさを引き出してくれます。

しかも、乳和食のすばらしさはそれだけではありません。

乳和食は、従来の和食のデメリットと思われる点をカバーできるのです。

乳和食のメリットとして、次のような点が挙げられます。

①減塩効果

②たんぱく質強化

③カルシウム強化

和食では、しょうゆやみそを使って調理する際、塩分が多めになってしまうことがあります。そこで、**しょうゆやみそに牛乳を組み合わせることによって、減塩効果をもたらす**ことができます。

また、牛乳を使うことで、**たんぱく質やカルシウムの補給も同時に行うことができる**のです。

次ページから、乳和食の開発者である料理家・管理栄養士の小山浩子先生が考案した「たんぱく質たっぷりレシピ」をご紹介します。

時短で作れておいしい！
たんぱく質たっぷりレシピ

レシピ考案／料理家・管理栄養士　小山浩子

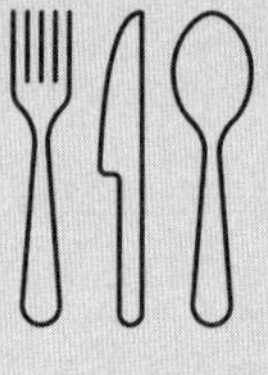

「朝食に20gのたんぱく質を摂取するといっても、忙しい朝は無理！」そんな人にお勧めの、短時間でさっと作れる「たんぱく質たっぷりレシピ」です。たんぱく質をさらにプラスする「チョイ足しワザ」も紹介しています。

メニュー ①

朝食にお勧め！
焼き鳥缶のマヨチーズトースト

〈材料〉1人分

食パン（6枚切り）…1枚
マヨネーズ…大さじ1

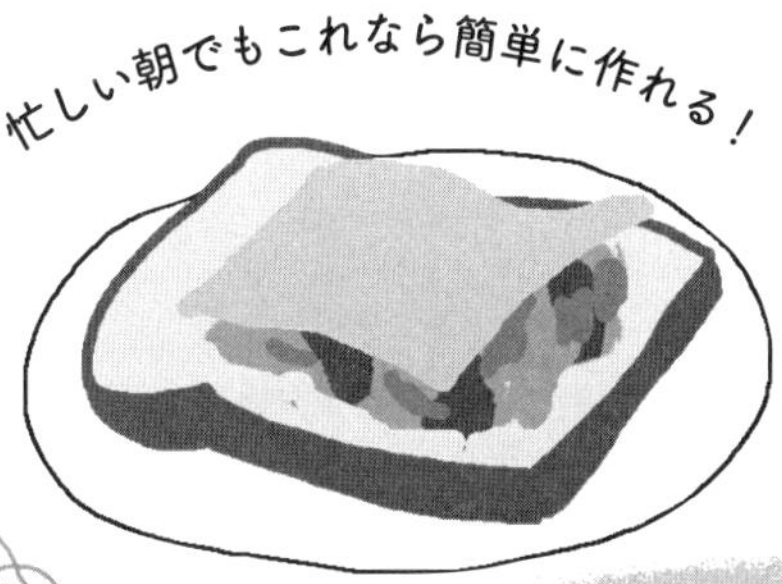
忙しい朝でもこれなら簡単に作れる！

朝のたんぱく質補給にぴったり！

焼き鳥タレまたは塩（缶詰）…小1缶
スライスチーズ…1枚
※ホテイフーズ「やきとり たれ味」で栄養価算出
◎たんぱく質11・5g　◎塩分1・1g

〈作り方〉

❶食パンにマヨネーズを塗り、焼き鳥を全体にのせる。
❷スライスチーズをのせ、トースターで焼く。さっと作れるので、朝食にお勧め。

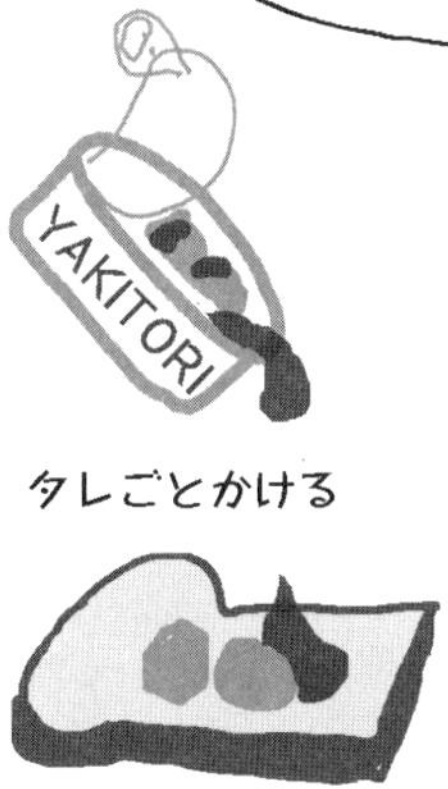
YAKITORI
タレごとかける

※焼き鳥のタレを使用する場合は、タレごとかけます。塩の場合、汁ごとかけますが、油の部分は除いてください。

たんぱく質 19.5g ｜ 塩分 2.5g

メニュー
②

これぞ乳和食！
ミルクぶっかけ月見うどん

牛乳と卵を加えて栄養も味もぐんとアップ！

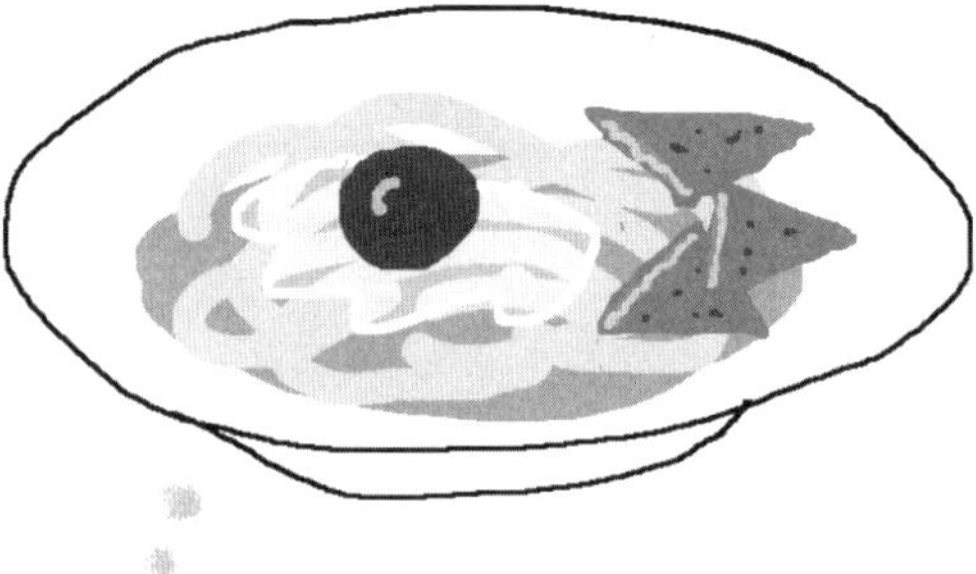

油揚げ1枚で
たんぱく質 5.2g 増

〈材料〉1人分
ゆでうどん…1袋（180g）
卵…1個
牛乳…100㎖
めんつゆ（3倍濃縮）…大さじ1
カツオ節…3g
七味唐辛子…少量

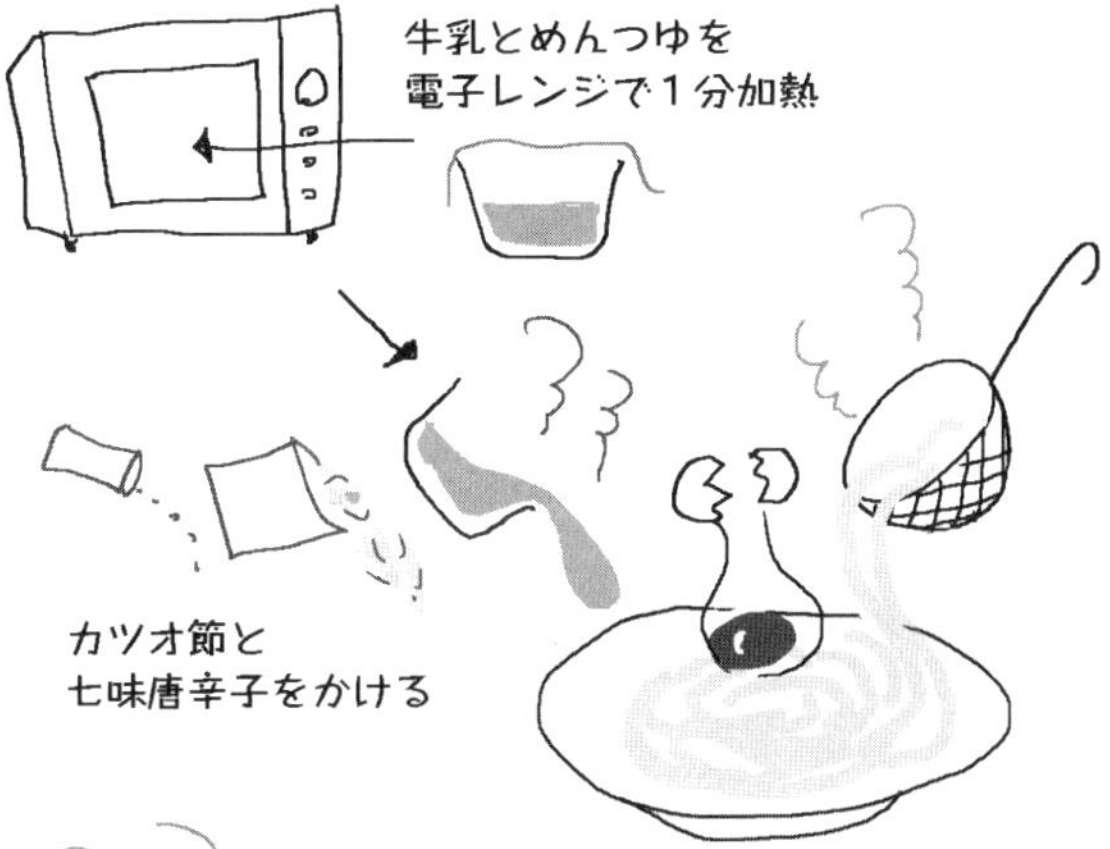
牛乳とめんつゆを
電子レンジで１分加熱
カツオ節と
七味唐辛子をかける

〈作り方〉

❶うどんは熱湯でゆで、ザルで水気をしっかり切り、お皿に盛る。中心に卵を割り入れる。

❷耐熱容器に牛乳とめんつゆを入れ、ふんわりラップをして、電子レンジ（600W）で1分加熱する。①に熱々をかけ、カツオ節を盛り、七味唐辛子をかける。

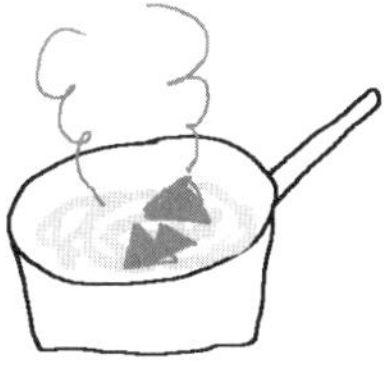

※油揚げを1枚（20g）、うどんといっしょにゆでて添えれば、たんぱく質が5・2gプラスされます。

たんぱく質 16.1g ｜ 塩分 2.6g

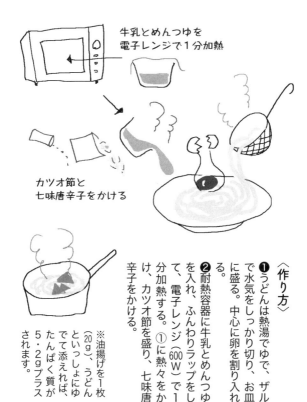

メニュー③

枝豆チーズごはん

おにぎりにしてもおいしい！

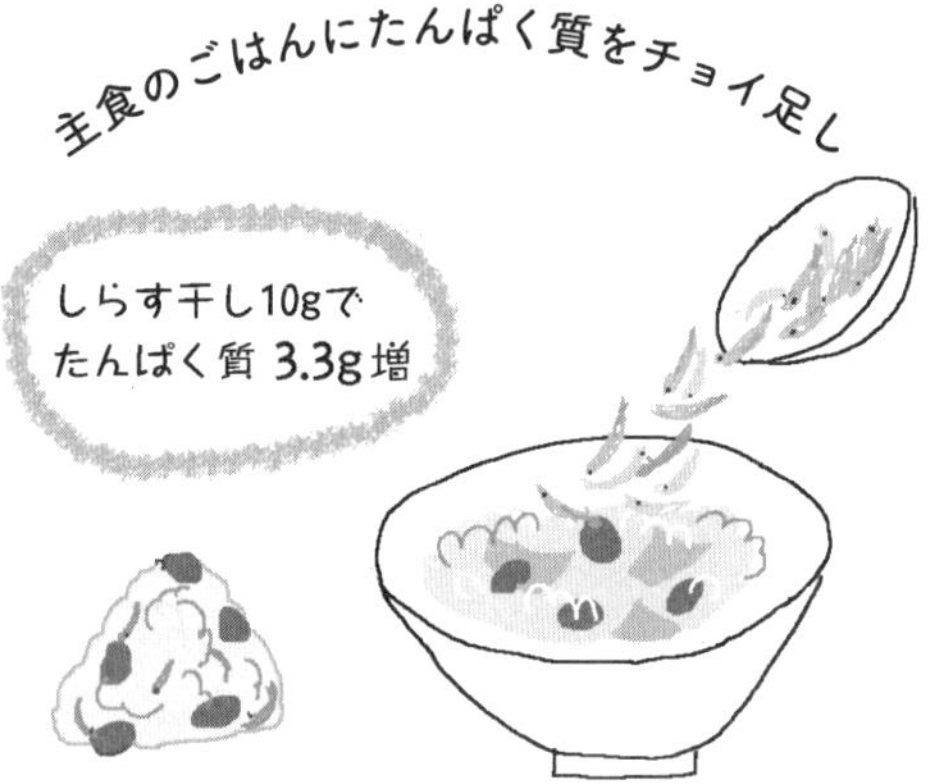
主食のごはんにたんぱく質をチョイ足し
しらす干し10gで
たんぱく質 3.3g 増

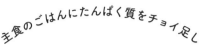

〈材料〉1人分

ごはん…150ｇ（茶碗に軽く1杯程度を目安にする）

冷凍枝豆…20ｇ（枝豆はさやから外しておく。目安量12さや）

スライスチーズ…2枚（手でちぎっておく）

〈作り方〉

❶炊き上がったごはんに、枝豆とチーズを混ぜる。

❷おにぎりにしてもおいしい。

※ごはんの味付けも兼ねてチーズを使えば、減塩もできてたんぱく質もアップ。

※しらす干しを10ｇ加えれば、たんぱく質が３・３ｇプラスされます。

たんぱく質 12.9g ｜ 塩分 0.8g

冷凍食品にも牛乳とチーズでたんぱく質を増量

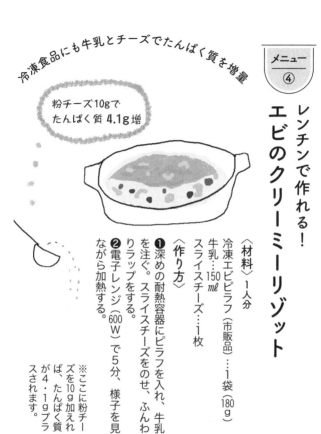

メニュー
④

レンチンで作れる！ エビのクリーミーリゾット

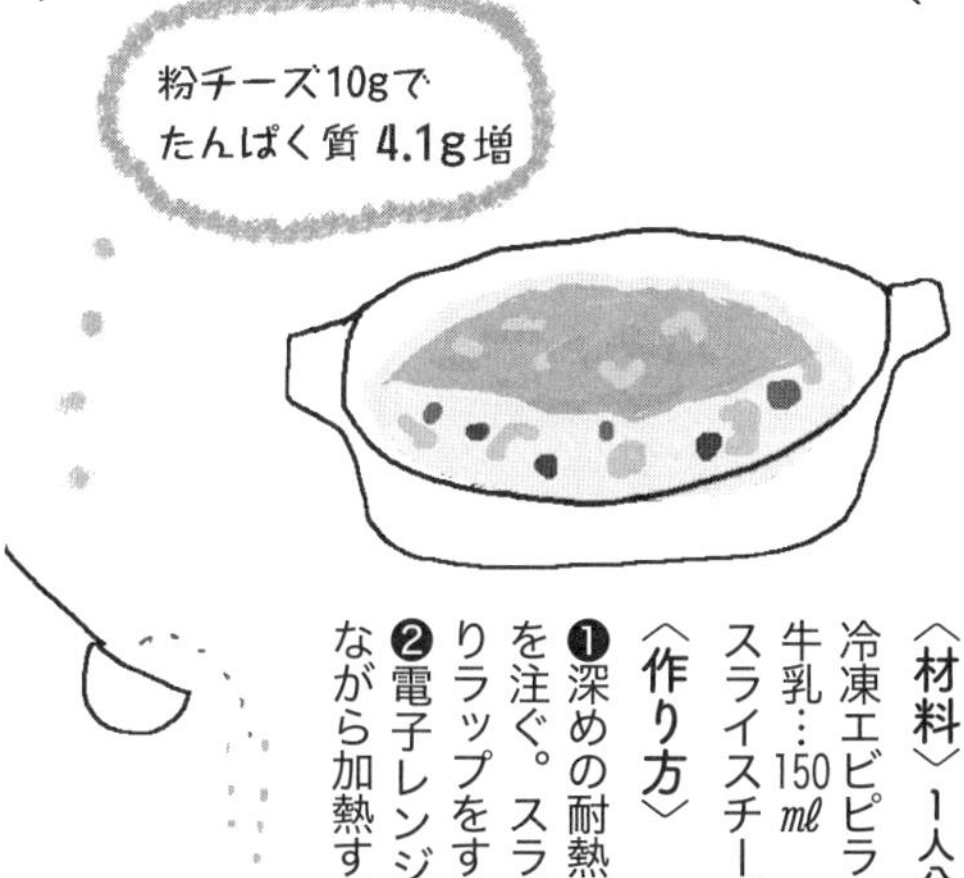

〈材料〉1人分
冷凍エビピラフ（市販品）…1袋（180g）
牛乳…150ml
スライスチーズ…1枚

〈作り方〉
❶深めの耐熱容器にピラフを入れ、牛乳を注ぐ。スライスチーズをのせ、ふんわりラップをする。
❷電子レンジ（600W）で5分、様子を見ながら加熱する。

※ここに粉チーズを10g加えれば、たんぱく質が4・1gプラスされます。

たんぱく質 12.9g ｜ 塩分 3.1g

メニュー
⑤

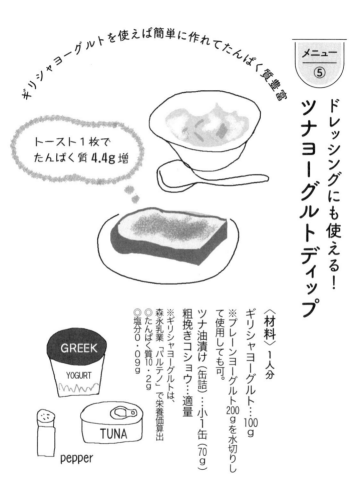

ドレッシングにも使える！
ツナヨーグルトディップ

ギリシャヨーグルトを使えば簡単に作れてたんぱく質豊富

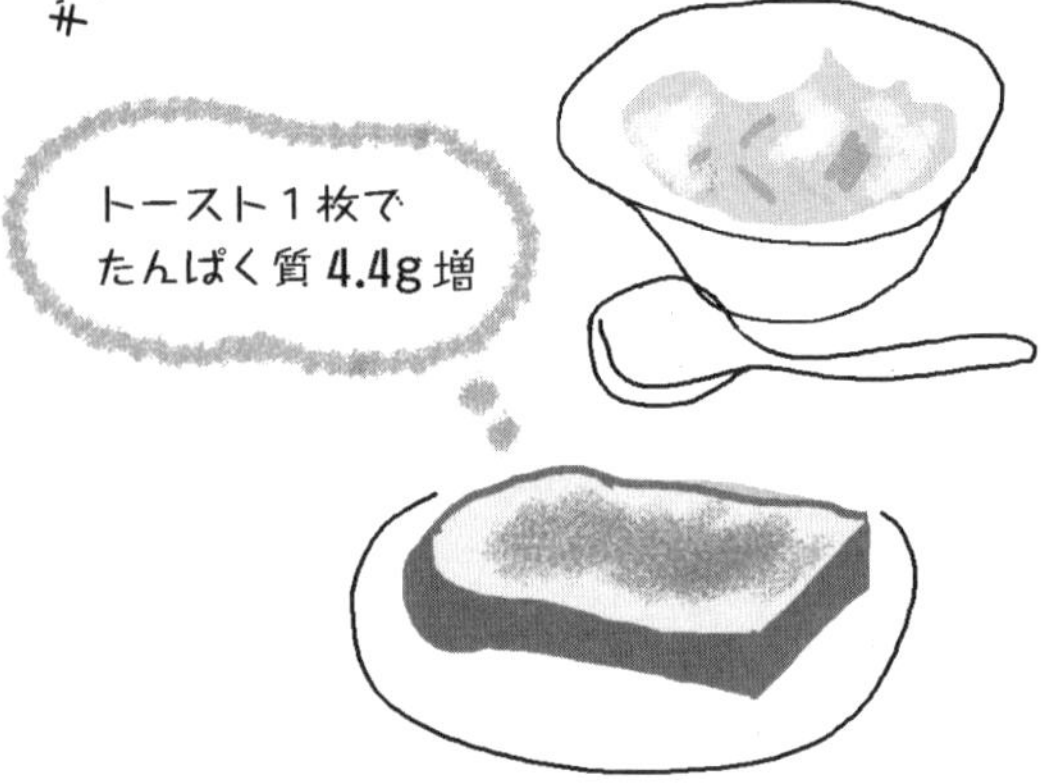
トースト１枚で
たんぱく質4.4g増

〈材料〉１人分

ギリシャヨーグルト…100g

※プレーンヨーグルト200gを水切りして使用しても可。

ツナ油漬け（缶詰）…小１缶（70g）

粗挽きコショウ…適量

※ギリシャヨーグルトは、森永乳業「パルテノ」で栄養価算出

◎たんぱく質10・2g

◎塩分0・09g

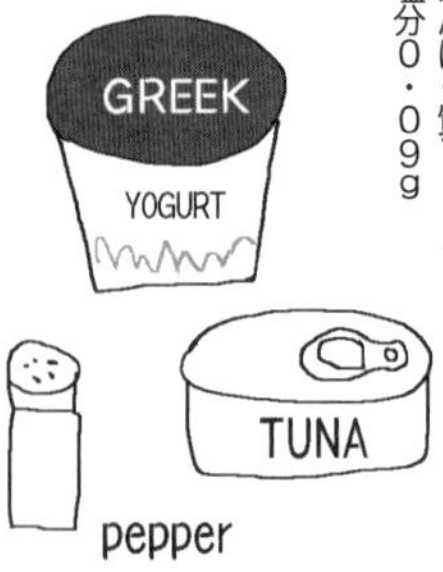
GREEK
YOGURT
TUNA
pepper

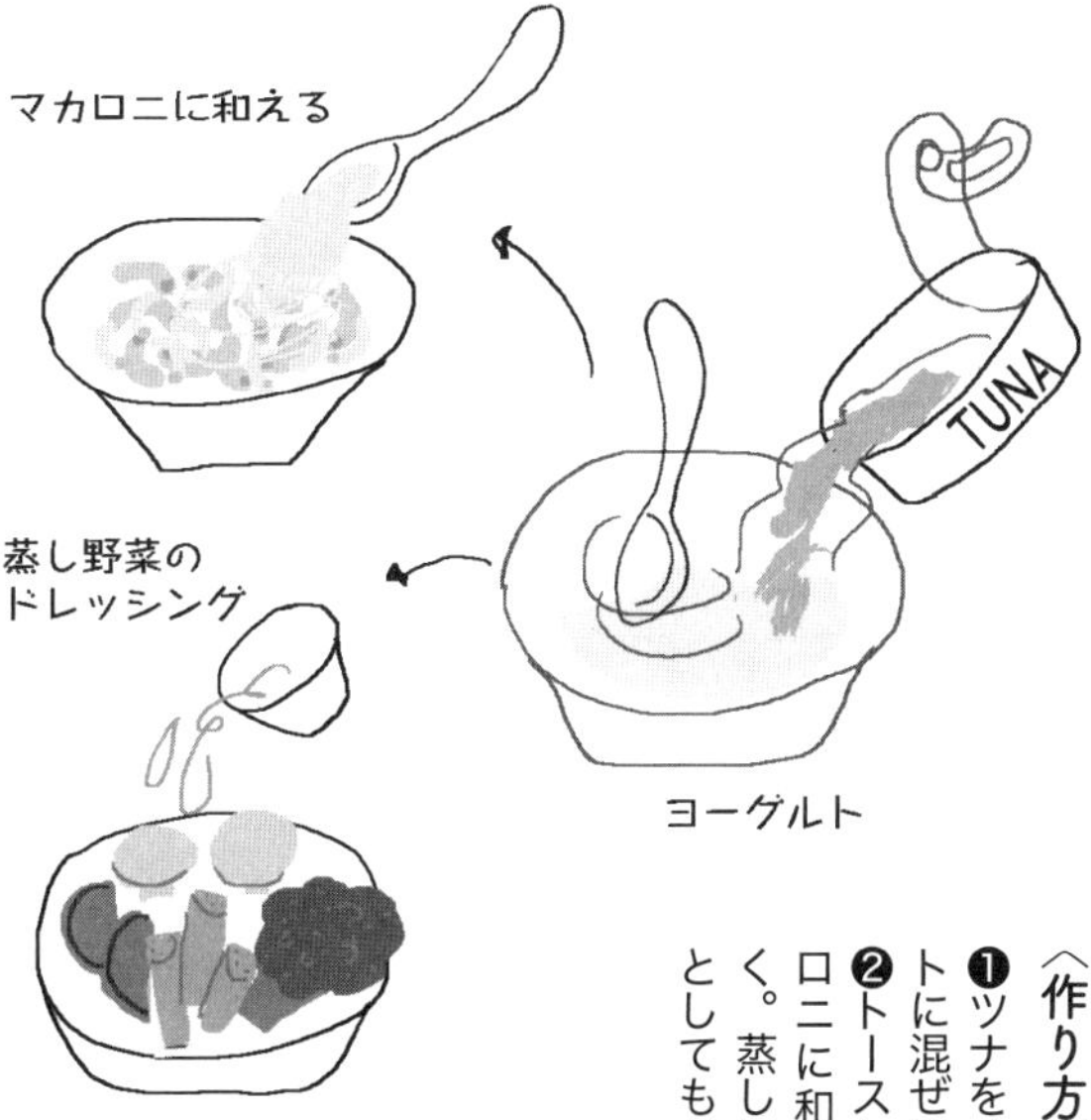

〈作り方〉

❶ツナをオイルごとヨーグルトに混ぜる。

❷トーストにのせたり、マカロニに和えたりしていただく。蒸し野菜のドレッシングとしてもお勧め。

※使用するツナによっては、最後に塩（分量外）で味をととのえてください。

※食パン（6枚切り）1枚をトーストして、いっしょに食べれば、たんぱく質が4・4gプラスされます。

たんぱく質 20.3g ｜ 塩分 0.7g

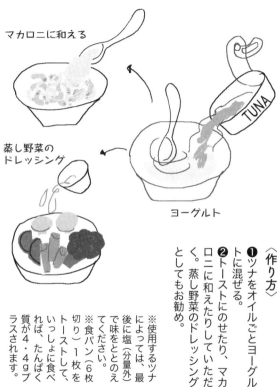

ほったらかし調理でまとめて手軽に作れる！

メニュー⑥

鶏むね肉がご馳走に！しっとり鶏ハム

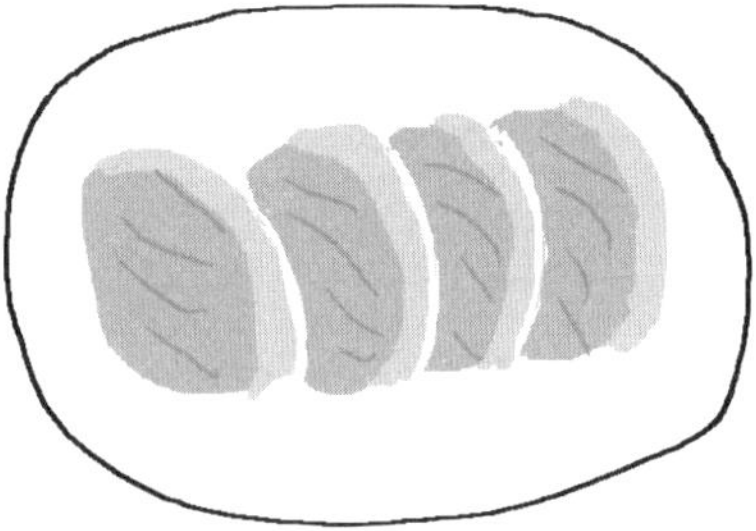

〈材料〉作りやすい分量・3食分

鶏むね肉…1枚（300〜350g）

※皮を取り、包丁の先で小さな切り込みを全体に入れる。

砂糖…小さじ2

塩…小さじ1

（または塩麹…小さじ2）

※塩麹を使うと、しっとり仕上がります。

オリーブ油…小さじ1

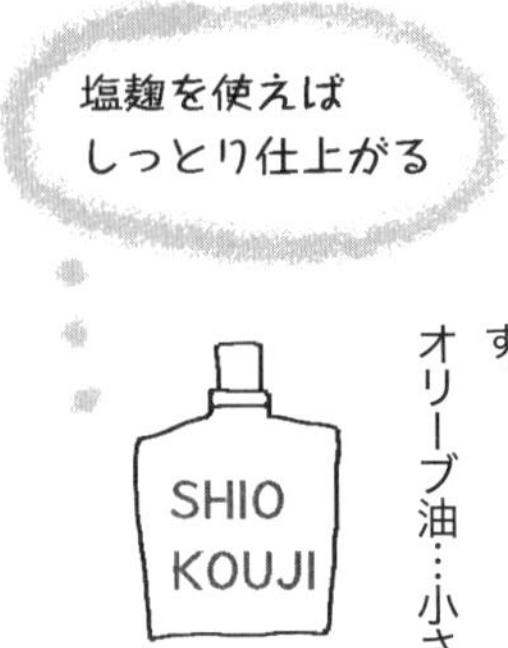
塩麹を使えば
しっとり仕上がる
SHIO
KOUJI

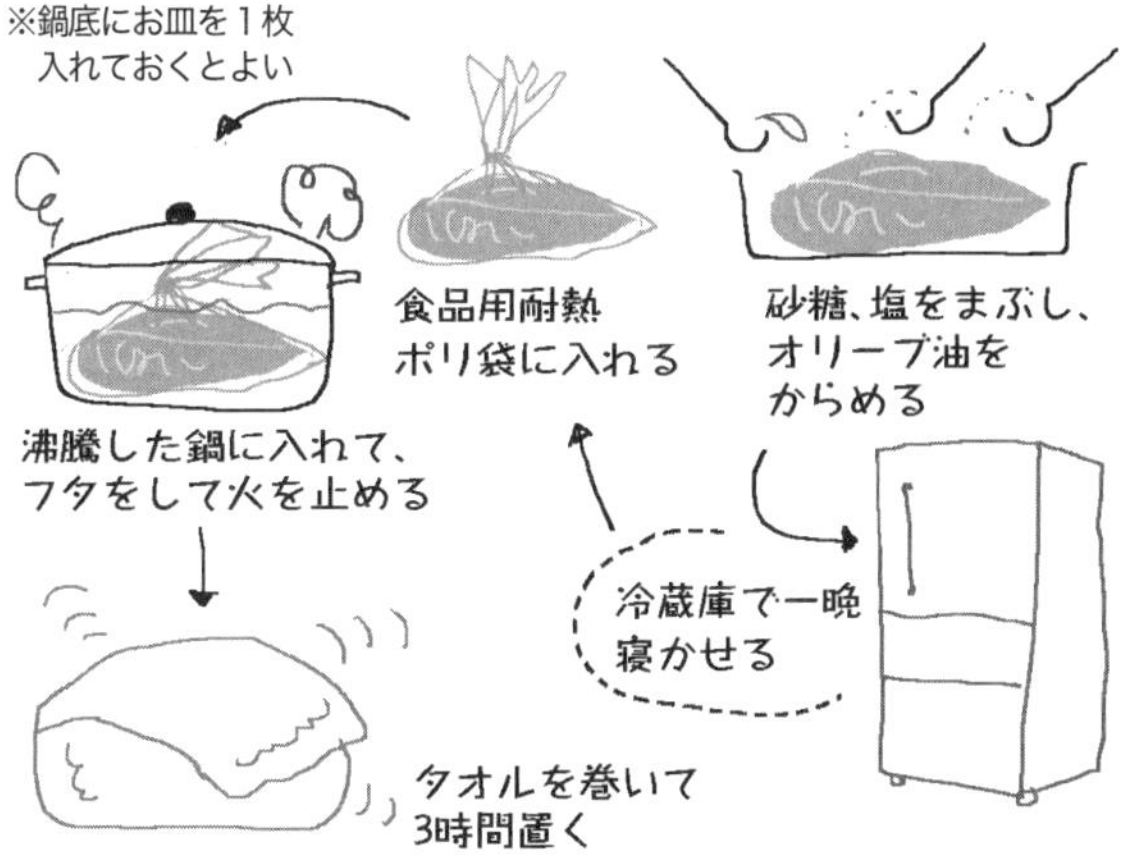
※鍋底にお皿を１枚
入れておくとよい
食品用耐熱
ポリ袋に入れる
砂糖、塩をまぶし、
オリーブ油を
からめる
沸騰した鍋に入れて、
フタをして火を止める
冷蔵庫で一晩
寝かせる
タオルを巻いて
3時間置く

〈作り方〉

❶鶏肉の水分をふき取り、砂糖をまぶした後、塩（または塩麹）もまぶす。オリーブ油をからめ、冷蔵庫で一晩寝かせる。

❷食品用耐熱ポリ袋（アイラップなど）に入れ、空気をしっかり抜いて口を縛る。

❸鍋に水（2ℓ以上）を入れ、ぐらぐらと沸騰したら、②の鶏肉をポリ袋ごと入れ、フタをしてすぐに火を止める。

❹鍋にタオルを巻いて保温し、そのまま3時間置き、完全に冷めたら鶏肉の袋を取り出す。

※ポリ袋が破れるのを防ぐため、鍋底にお皿を1枚入れておくとよい。
※塩分は、調理中に排出される分を考慮し、分量の70％で計算しています。

たんぱく質 22.4g	塩分 1.5g

※1食分

メニュー
⑦

たった5分で完成！

自家製ミートソース

市販のソースに肉と牛乳を加えるだけ！

スパゲッティ100gで
たんぱく質12.0g増

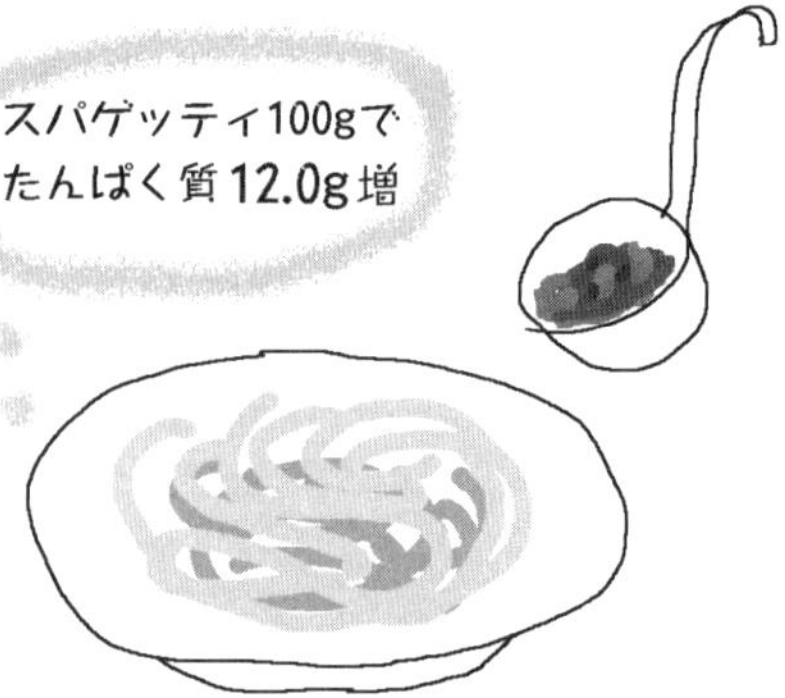

〈材料〉作りやすい分量・2食分
ナポリタンソース（市販品）
…1袋（220g）
豚ひき肉…150g
牛乳…50ml

※CO-OP「ナポリタンソース」で栄養価算出
◎たんぱく質2.1g　◎塩分1.9g

〈作り方〉
❶鍋に材料をすべて合わせ、中火で5分ほど加熱する。

※スパゲッティ100gをゆでていっしょにとれば、たんぱく質が12.0gプラスされます。ゆでる際、塩を加えなければ塩分ゼロに。

たんぱく質 14.8g ｜ 塩分 2.0g

※1食分

メニュー
⑧

食欲がない日にぴったり！ラー油とろとろミルク豆腐

食べるラー油でカリカリ食感が楽しめる

木綿豆腐で
たんぱく質2.6g増

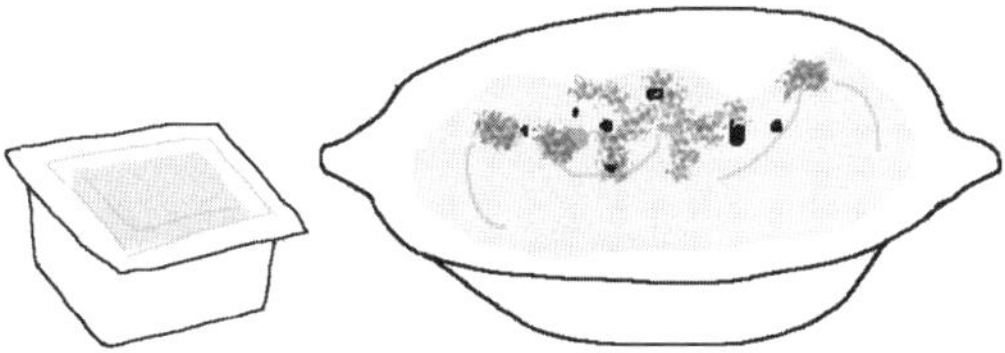

〈材料〉1人分

絹ごし豆腐……2分の1丁（200g）
牛乳…150ml　食べるラー油……10g

※桃屋「少し辛いラー油」で栄養価算出
◎たんぱく質0・53g　◎塩分0・38g

〈作り方〉

❶深めの耐熱容器に豆腐を入れ、牛乳をかける。
❷豆腐をスプーンで4等分に崩し、ふんわりラップをし、電子レンジ（600W）で3分30秒加熱する。
❸味のアクセントに、食べるラー油をかける。

※おいしさと食感の面でのお勧めは絹ごし豆腐ですが、木綿豆腐を使えば、同分量でたんぱく質が2・6gプラスされます。

たんぱく質 15.0g ｜ 塩分 0.5g

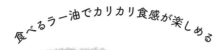

メニュー ⑨

菓子パンにひと手間加える！ スキムミルクあんパン

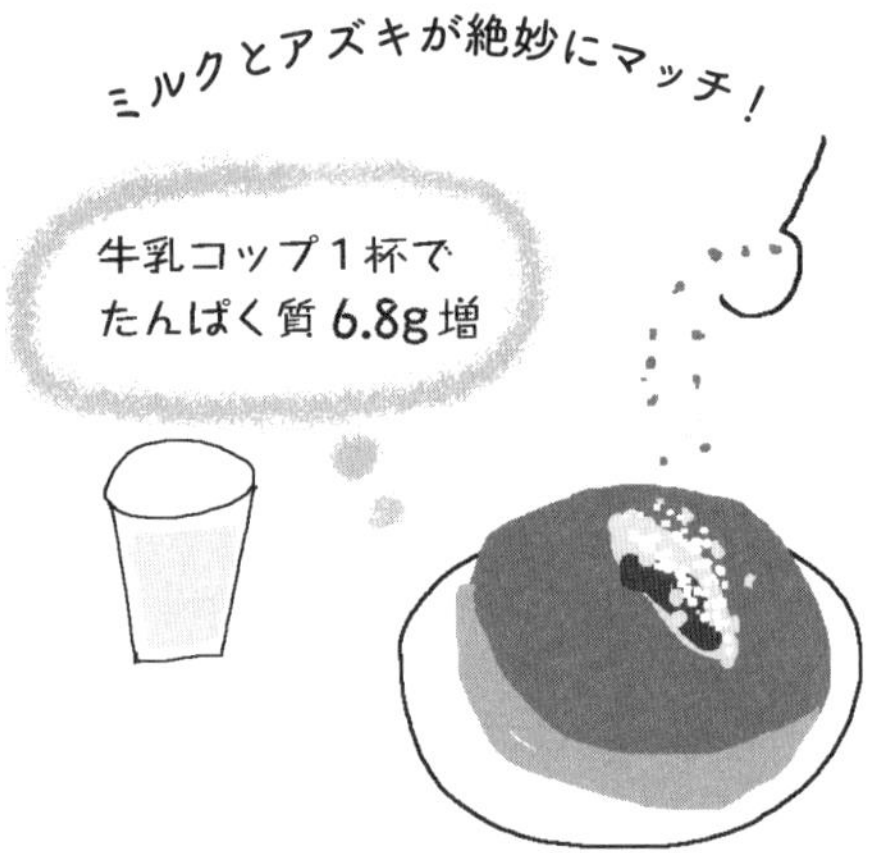
ミルクとアズキが絶妙にマッチ！
牛乳コップ１杯で
たんぱく質 6.8g 増

〈材料〉１人分

粒あんパン（市販品）…１個
スキムミルク…大さじ１

※パスコ「北海道つぶあんパン」で栄養価算出
◎たんぱく質８・０ｇ　◎塩分０・６ｇ

〈作り方〉

❶あんパンの上部に６㎝ほど切り込みを入れる。ここから、スキムミルクをアズキの上にかけるように加える。

❷全体を軽く押して、スキムミルクとアズキをなじませる。

※牛乳コップ１杯（200㎖）をいっしょにとれば、たんぱく質が６・８ｇプラスされます。

たんぱく質 11.1g ｜ 塩分 0.6g

メニュー
⑩

ミキサーを使わない！バナナとイチゴのスムージー

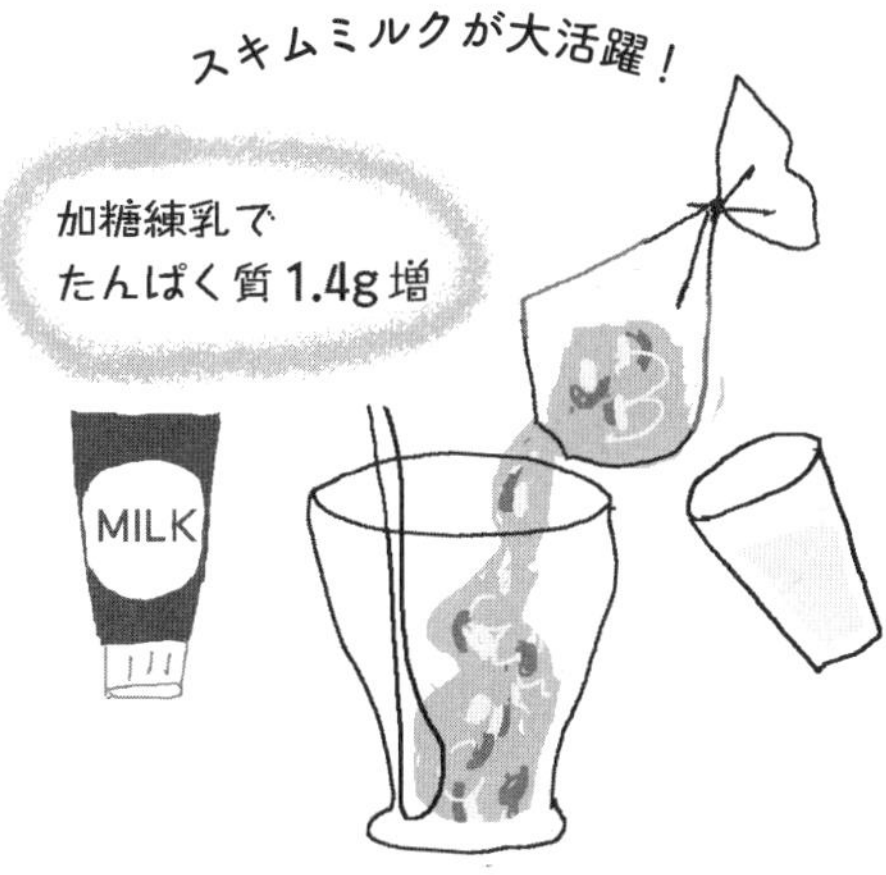
スキムミルクが大活躍！
加糖練乳でたんぱく質1.4g増
MILK

〈材料〉1人分

バナナ…中1本　イチゴ…5粒
スキムミルク…大さじ2
ハチミツ…大さじ1　牛乳…200㎖

〈作り方〉

❶ポリ袋にバナナ、イチゴ、スキムミルクを合わせ、手で潰す。
❷袋の先を切り、グラスに絞り出し、ハチミツ、牛乳を加えて混ぜる。

※ハチミツの代わりに加糖練乳を加えれば、カロリーは変わらず、同分量でたんぱく質が1・4gプラスされます。ベーグル1個をいっしょに食べれば、たんぱく質が7・4gプラスされます。

たんぱく質　13.7g　｜　塩分　0.4g

第3章

体が若返る！「たんぱく質＋運動」で筋肉を増やすコツ

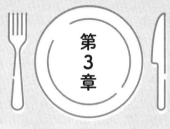

40代から筋肉減少のスピードが加速！10年ごとに8～10％ずつ減っていく

筋肉は、20～30代前半をピークとして、徐々に減っていきます。筋肉が減る最も大きな原因は加齢です。

40代以降になると、筋肉量が減るペースはさらに加速し、10年ごとに8～10％ずつ減っていくといわれています。

この筋肉の減少に拍車をかけるのが、これまで述べてきたたんぱく質不足と、運動不足や不活発な生活スタイルです。

10人の健康な男女の高齢者（平均年齢72歳）の毎日の歩数を、2週間にわたって7割程度減らす（平均6000歩→1800歩）と、体にどのような変化が起こるかを調査した研究があります。

その結果、筋肉量はたった2週間で、3・9％も減少しました。

3・9％というと、大きな数字には思えないかもしれません。しかし、3〜4カ月、懸命に筋トレして増やせる筋肉量が、3〜4％。つまり、**3カ月の筋トレの成果が、たった2週間で消えてしまった**ということです。

しかも、運動不足によって筋肉が減ったため、血糖値を下げるホルモンであるインスリンの効きが悪くなっていました。インスリンの効き方の指標である**インスリン抵抗性が、約12％も悪化していた**のです。

また、**老化によって増える炎症性物質も増加した**と報告されています。

運動不足は短期間のうちに筋肉量を減らし、体内の炎症状態も高めたということです。体内に持続的に起こる慢性炎症は、さまざまな生活習慣病の誘因になるとされています。

したがって、運動不足になり、筋肉が落ちていくと、要介護へと近づくサルコペニアやフレイルに陥るリスクが高まるだけではありません。生活習慣病などの病気にもかかりやすくなるわけです。

コロナ禍の巣ごもり生活が活動量を大幅に減らした

国立長寿医療研究センターが、高齢の男女1000人（平均年齢74歳）に対して行った調査によると、**コロナの感染拡大前後で、1週間あたりの身体活動量が約60分（約3割）も減少した**と報告されています。

コロナ禍以降、巣ごもりの生活や仕事のリモート化によって、私たちは大幅に活動量を減らしています。それが、加齢による筋肉量の低下を加速させてしまっているおそれがあるのです。

では、この筋肉量の低下という事態を改善するために、私たちは何をすればよいのでしょうか。

たんぱく質摂取量の違いが、筋肉量の大きな差となる

加齢や運動不足によって起こる筋肉量の低下を、できるだけ抑制するために欠かせないのが、やはり、たんぱく質の摂取です。

高齢になると、たんぱく質の摂取はいよいよ重要になってきます。それを示すアメリカの研究があります。

70～79歳の男女2066人を3年間追跡し、たんぱく質摂取量と筋肉量の関係を調査したところ、大多数の高齢者は著しく筋肉量を減らしていました。

ただし、その中に、筋肉の減少率がゆるやかだったグループがあったの

です。

ゆるやかだったグループは、1日のたんぱく質摂取量が、体重1kgあたり平均1・1gでした。

一方、1日のたんぱく質摂取量が最も少なかったグループの平均は、体重1kgあたり0・79g。

摂取量の違いは、それほど大きくないように見えますが、**たんぱく質を多くとっていたグループは、最も少なかったグループと比較すると、約40%も筋肉量の減少が抑制されていた**のです。

たんぱく質摂取量のわずかな違いが、大きな筋肉量の差を生んだということがいえるでしょう。

この研究報告を見ても、たんぱく質摂取がいかに重要か、よくわかります。高齢になっても筋肉を落とさず、筋肉量をキープするためには、しっかりたんぱく質を摂取していくことが大事なのです。

たんぱく質摂取と運動をセットで行うと、筋肉の合成が高まる!

筋肉量の減少に対して、現在、有効な薬は存在していません。つまり、筋肉が減ってきたとき、投薬で治すことはできないということです。

たんぱく質を多めにとれば、筋肉量の維持は可能になりますが、たんぱく質の摂取を増やせば、筋肉を増やせるかといったら、それは難しいでしょう。

一方、運動のみで筋肉を増やすことも、やはりできません。

筋肉は、常に合成（アナボリック）と分解（カタボリック）をくり返しています。例えば、筋肉に大きな負荷をかける筋トレを懸命に行うとき、たんぱく質の摂取が十分でないと、エネルギーが供給されないままになります。すると、体は自分の筋肉を分解して、エネルギーを作り出します。そうなれば、筋肉が増えないどころか、筋肉の減少を招きかねません。

年を取ってから、健康のためにウォーキングを始める人にも、同じ危険が存在します。毎日のたんぱく質摂取量が足りないまま、ウォーキングを続けていると、せっかく始めたウォーキングで筋肉の分解だけが進み、筋肉量がかえって減ってしまうおそれがあります。

筋肉を増やすには、筋肉の材料となるたんぱく質をしっかり摂取して、筋肉の合成を促すことが不可欠です。

1日3食、それぞれ20gずつたんぱく質を摂取しておくことが肝心です。これによって、筋肉合成のスイッチを入れることができるのです。

同時に、運動も行っていきましょう。このとき、**筋肉をつけるという点では、有酸素運動よりも筋トレが勧められます。**

筋トレとたんぱく質摂取における筋肉の合成量を調べた研究では、たんぱく質摂取のみのグループに比べて、**「筋トレ＋たんぱく質摂取」のグループのほうが、筋肉の合成がより高まる**ことがわかっています。

筋トレは、ボディビルダーがムキムキの肉体を目指して行うもの、といったイメージをお持ちの人もいらっしゃるでしょう。しかし、筋トレは、決してボディビルダーだけのものではありません。

むしろ、筋トレは誰もが簡単に取り組むことができ、かつ、その健康効果も明らかな優れた運動なので、高齢者にもぜひ積極的に行ってほしいのです。

筋トレは、継続していくことがとても重要です。運動習慣がなかった人は、回数や時間にこだわらず、**まずは続けることを優先**してください。いい換えれば、**長く続けられるような筋トレを選ぶことが大切**です。

くり返しになりますが、筋肉を増やすために、**たんぱく質の摂取と運動は必ずセットで考える**ようにしましょう。

たんぱく質摂取のタイミングは、運動の前でも後でもよい

有酸素運動や筋トレをしっかり行うと、筋肉の分解（カタボリック）が進んでいきます。

たんぱく質が適切に補給されないと、筋肉の分解が進行するばかりで、筋肉が合成されず、育っていきません。

筋肉の合成を助けるためには、運動とセットでたんぱく質も摂取することが必要――これが大原則です。たんぱく質をとることで、筋肉合成のスイッチが入り、筋肉の合成（アナボリック）が進行していきます。

では、たんぱく質の摂取は運動の前か後、どちらがよいのでしょうか。

実は、以前は、たんぱく質の摂取は運動後がいいといわれていた時代もありました。

しかし、その後の研究で、筋トレ前にプロテインを摂取した場合と、筋トレ後にプロテインを摂取した場合で、それぞれの筋肉への効果を比較してみたところ、明らかな違いは見られませんでした。

つまり、どちらでもOKということになったのです。

運動後24～48時間は筋肉合成が行われる

重要なのは、次の点です。

運動を行うと、その24～48時間後まで筋肉合成が促されるということが新たにわかってきています。

この**筋肉合成が促されている時間帯に、たんぱく質補給をしっかり行う**

ことこそ重要です。

ですから、筋トレ後にただちにたんぱく質を補給しなければならない、とあわてなくても大丈夫なのです。

もし、毎朝、運動を行うというのであれば、「軽めの朝食＋筋トレ」とか、「筋トレ＋しっかり夕食をとる」といった組み合わせも考えられるでしょうが、いずれにしろ、1食20g以上のたんぱく質は必要です。

また、運動の前後で、手軽に食べられる食品をストックしておくと便利です。

例えば、**筋肉合成のスイッチ役を果たす、必須アミノ酸のロイシンを多く含んだヨーグルトは、消化・吸収も速く、血中のアミノ酸濃度を速く上げることができます。**ヨーグルトを常備しておくのもよい方法です。

ロイシンを多く含んだプロテインを、運動の前か後に飲むことも勧められます。私自身は、筋トレの最中にプロテインを飲むのが習慣になっています。

有酸素運動と筋トレ、どちらが効果的？

年を取ってからも筋肉量をキープし、できれば、筋肉量を増やすためには、たんぱく質の摂取と運動をセットで行うことが重要です。

では、どんなタイプの運動がよいのでしょうか。

運動は大きく分けると、有酸素運動と無酸素運動があります。

有酸素運動は、ウォーキングやジョギング、エアロビクス、サイクリング、水泳などのように長時間継続して行える運動を指します。

筋トレに代表される**無酸素運動は、短時間に強度の高い運動を行うもの**です。筋トレのほかに短距離走、重量挙げなどが当てはまります。

有酸素運動と筋トレには、それぞれのメリットがあります。

まず、**有酸素運動を行うことで全身の血流がよくなり、体温が上昇して、効率よく脂肪を燃焼させる**ことができます。

吸い込んだ酸素を全身に巡らせようとして、心臓や肺に適度な負荷がかかり、心肺機能が向上。心肺機能が向上することで、スタミナがつき、疲れにくくなり、運動パフォーマンスもアップするのです。

また、骨を丈夫にしたり、身体活動量（日常生活で体を動かす量）を上げるといった効果もあります。

ただ、有酸素運動は、筋肉に対する刺激が少ないので、歩いたり、走ったりするだけでは、筋肉はあまり増強されません。

一方、**筋トレは筋肉量を増やし、筋力をアップさせる**ことができます。**重力に逆らって体を支えている「抗重力筋《こうじゅうりょくきん》」などが鍛えられるため、姿勢を保持できるようになる、転びにくくなる、歩きやすくなる**といった効果がもたらされます。

そのため、**筋トレは、身体機能が低下するサルコペニアの予防・改善にも大いに貢献する**でしょう。

また、有酸素運動と同等か、それ以上に、骨密度の維持や増加に役立ちます。

有酸素運動と筋トレは、ともに、生活習慣病の予防・改善に効果があることがわかってきました。高齢者にも積極的に勧められるようになっています。できれば、有酸素運動と筋トレ、両方やっていただくのがベストです。有酸素運動と筋トレの長所を生かすことが、多くの健康効果をもたらし、健康長寿へとつながっていきます。

とはいっても、運動経験がない高齢者が、いきなり両方行うのは、ハードルが高すぎるかもしれません。**運動は、まず続けること。しっかり運動習慣をつけることが大事です。**

まずは、自分にとって続けられそうな運動から始めてみてください。

また、シニア世代の場合、同じ日に有酸素運動と筋トレを行うなら、**有酸素運動をやって、体を温めてから、筋トレを行う**ほうがよいでしょう。

これまで運動習慣がなかった中高年がひさしぶりに運動を始めるとき、気をつけなければならないのは、ケガをしないようにすることです。せっかく運動を始めても、ケガをしてしまっては元も子もありません。

筋トレの場合、筋肉に強めの負荷がかかることになりますから、体が温まっていない状態で行うと、ケガをしてしまうおそれがあります。

その点で、**有酸素運動を先に行っておけば、すでに体に血液がよく巡り始めていますから、ケガのリスクを回避できる**でしょう。

私自身も、トレーニングする際は、軽い有酸素運動を行ってから、筋トレをするというルーティンを守るようにしています。

みなさんも、ぜひお試しください。

厚生労働省の新ガイドラインでは、週2～3回の筋トレを推奨

2024年1月、厚生労働省の専門家検討会が、「健康づくりのための身体活動・運動ガイド2023」を発表しました。10年ぶりの改訂になります。

この新ガイドラインで注目したいのは、今回初めて、筋トレが推奨される運動として取り上げられていることです。

成人に対しては、1日60分以上のウォーキング（約8000歩以上）、高齢者に対しては、1日40分以上のウォーキング（約6000歩以上）と、成人・高齢者ともに、週2～3回の筋トレを推奨しています。

腕立て伏せやスクワット、マシンなどを使った筋トレを、週2～3回実

施することによって、**総死亡率や心血管疾患、がん、糖尿病などのリスクが10~17%低減する**としています。

さらに、筋トレの実施時間の影響について検討したデータも引用し、まったく筋トレを実施していない群と比較すると、わずかな時間であっても筋トレを実施していた群は、総死亡率および心血管疾患、がん、糖尿病の発症リスクが低くなっていたとの報告もなされています。

平たくいえば、**何もやらないより、少しでも筋トレをやっておけば、その分の効果が得られる**ということでしょう。

このように、筋トレがもたらす効能について、かなり踏み込んだ内容になっているのです。

いずれにしても、シニア世代にとって、筋トレや、ウォーキングなどの有酸素運動が健康維持のための必須条件となっていることが、厚生労働省の新ガイドラインによっても示されたということでしょう。

ちょっとキツイと感じるくらいの運動強度で、筋肉合成が進む！

加齢によって、筋肉量はしだいに減っていきます。

しかし、年を取ってからでも、十分なたんぱく質を摂取し、しっかり運動を続けることで、筋肉量を増やすことが可能です。

筋肉を増やすのに、年齢制限はありません。80歳になっても、90歳になっても、筋肉をキープし、さらに増やすことができるのです。

運動して活動量が増えれば、消費エネルギーが多くなります。その分、**おなかがすいて食事に対してポジティブになり、たんぱく質を含めた食事の摂取量を増やすこともできる**でしょう。それが筋肉の維持にも役立ちます。

運動は、有酸素運動と筋トレ、どちらをしていただいてもかまいません。両方できれば、それがいちばんよいのですが、最も大事なのは、三日坊主にならずに続けることなのです。

運動効果は1日おきでも期待できる!

運動の目安としては、**「ちょっとキツイな」と感じるくらいの強度がポイント**となります。

例えば、**駅までウォーキングをしたとき、まったくキツさを感じなかったとしたら、それは、筋肉合成が進むような刺激になっていない**ということです。

ですから、「ちょっとキツイな」と感じるくらいの強度で行うことを目安に、運動を続けてみてください。

私たちは、臨床研究として、健康な男女の高齢者13人（平均年齢69歳）に協力してもらって、汗をかく程度の早歩きを45分してもらう実験を行いました。

有酸素運動をしたグループと、運動をしなかった対照群のグループとで、運動を実施した翌日の筋たんぱく質の合成力を調べたのです。すると、**有酸素運動のグループは、食後のインスリン刺激による血流も、筋たんぱく質の合成速度も有意に上昇していました。**

ちょっとキツイ運動（この場合なら、45分のウォーキング）をすると、血流がよくなり、筋肉の合成力も高まるということです。

また、この運動効果は、翌日まで継続していました。つまり、**毎日でなくとも、1日おきでも効果が期待できる**ということになります。

いくつになっても、運動を始めるのに遅いということはありません。今まで運動経験がほとんどなかった人もぜひ始めてみてください。

速く歩ける＝しっかりした筋肉
歩くのが速い人ほど長生きする！

歩行速度と寿命の関係を調べた海外の研究があります。

65歳以上の男女の高齢者（平均年齢73・5歳）、3万4485人を対象に、6〜21年間にわたって追跡調査をした疫学研究のデータを使い、分析したものです。

それによると、**歩行速度が速い人ほど、余命が長く、歩行速度が遅くなれば、余命が短くなる**と報告されています。

この研究から個々のデータを拾ってみると、65歳の女性の場合、1秒間に1・6mの速さで歩く人の平均余命は41年。1秒間に1・0mの速さで歩く人は25年。1秒間に0・2mの速さで歩く人は13年[illegible]さが遅くなるにつれて余命も短くなっています。

65歳の男性の場合も同様で、1秒間に1・6mの速さで歩く人の平均余命は32年。1秒間に1・0mの速さで歩く人は18年。1秒間に0・2mの速さで歩く人が8年となっています。

論文によれば、**1秒間に1・6mの速さで歩ける人は、1秒間に0・2mの非常にゆっくりした速さでしか歩けない人に比べて、4倍くらいの余命がある**とも報告されています。

「速く歩ける＝しっかりした筋肉」があり、それが機能していることが長生きにつながっているといえるでしょう。

横断歩道の青信号は、秒速1・0mで渡れる時間に設定されていますから、高齢者の場合、まずは、この秒速1・0mの歩行速度をキープすることが一つの目標になるでしょう。

運動しながらダイエットする場合は、糖質も適度に摂取しよう

筋トレやウォーキングなどを始めるとき、それと並行して、ダイエットを行おうとする人も多いと思います。運動しながら、ダイエットにトライする際には、ぜひ注意していただきたい点があります。

すでに冒頭で述べていますが、糖質制限ダイエットで気をつけなければいけないのが、**糖質を減らすとともに、たんぱく質も減らしてしまうリスク**です。たんぱく質の摂取量が減ると、筋肉が減ってしまいます。

筋肉が減ると、基礎代謝が低下して燃費が悪く、太りやす。になり、少し食べすぎただけで簡単にリバウンド

しかも、糖質制限ダイエットをしながら激しい運動を行うと、エネルギーとなる糖質が制限されているので、体はどこかから足りないエネルギーを持ってこなくてはなりません。そこで使われるのが、筋肉のたんぱく質です。

運動して筋肉を増やすどころか、運動を続けた結果、筋肉がどんどん分解されていってしまうことになります。

しかも、その間、糖質制限ダイエットでたんぱく質の摂取量も減っていますから、筋肉の減少に拍車がかかってしまうおそれがあります。

ですから、**運動しながらダイエットする際には、必ずたんぱく質を十分摂取する**ようにしましょう。

そして、**たんぱく質だけではなく、適度な量の糖質もちゃんととるようにする**ことをお勧めします。ごはんもしっかり食べてください。

筋肉を増やせるダイエットが、ダイエット成功への近道なのです。

運動で筋肉への血流が増えると、血糖値が下がりやすくなる

令和元年の「国民健康・栄養調査」によれば、我が国の糖尿病患者、もしくは予備軍（糖尿病が疑われる人）の割合は、男性19・7％、女性10・8％で、男女合わせて約1900万人に上ると推計されています。この大半が、生活習慣に原因があって起こる2型糖尿病の患者さんです。

この2型糖尿病に対して、ウォーキングなどの有酸素運動や筋トレが、非常に有効であることがわかってきています。

では、なぜ、これらの運動が糖尿病によいのでしょうか。

有酸素運動によって筋肉への血流が増えると、血液中の糖がどんどん筋

肉の細胞の中に取り込まれるようになります。また、インスリンの効果も高まり、血糖値がさらに低下するのです。

筋トレも有効です。**筋肉が増えることでもインスリンの効果が高まり、血糖値は下がりやすくなる**ことがわかっています。これを**「インスリン抵抗性の改善」**といいます。筋肉が増強されると、インスリンの効きがよくなるのです。

ただし、運動をやめてしまうと、その効果は三日ほどで失われてしまうとされています。つまり、三日坊主ではダメ、続けることが肝心です。

逆に、強すぎる運動は、一時的に血糖値を上げるホルモン（グルカゴン）の分泌を促すことがあり勧められません。血圧が上昇するような高強度の筋トレもNG。**「ちょっとキツイと感じられる程度の運動」が、血糖値を下げるのにちょうどよい**のです。

なお、**有酸素運動と筋トレを組み合わせることによって、より高い治療効果が得られる**ことが、近年の研究でわかっています。

スクワットで大きな筋肉を鍛えれば、基礎代謝が効率よくアップする！

基礎代謝とは、**体温維持や呼吸、内臓を動かして生命を維持するなど、私たちが生存していくのに必要不可欠なエネルギー**を指します。

この基礎代謝のうち、約2割が筋肉で使われています。筋肉は私たちの体を支えると同時に、体温を維持する働きを担っており、基礎代謝の中でもいちばん多くエネルギーを必要とする場所です。

筋肉量が増えると、基礎代謝が上がります。逆に、筋肉量が減ると、代謝が落ちて、太りやすくなるだけでなく、日常の活動量も下がるため、消費エネルギーも減ってしまいます。

基礎代謝を上げるために有効な手段は、筋肉を鍛えること。

特に、スクワットは、基礎代謝をアップさせるのに大変有効な運動であることがわかっています。

その理由は、スクワットによって、下半身や体幹など、多くの筋肉が使われるためです。中でも重要なのが、**お尻の筋肉である「大臀筋《だいでんきん》」と、太ももの表側と裏側の筋肉である「大腿《だいたい》四《し》頭筋《とうきん》」と「ハムストリングス」。**これらの筋肉が、全身の筋肉の約50％を占めているといわれるほどです。

スクワットで、こうした大きな筋肉を鍛えることによって、基礎代謝を効率的にアップさせることができるのです。

筋肉がつき、基礎代謝が高くなることで、やせやすい体になっていきます。しかも、筋肉がつけば、安静時だけでなく、活動時に使われるエネルギーも増えるので、多くの体脂肪を燃やせるようになります。もちろん、それは肥満や生活習慣病の予防・改善につながるでしょう。

筋肉は下半身から衰えていく…
まずはスクワットから始めよう！

筋肉は、下半身より上半身のほうが衰えやすいのでしょうか。それとも、下半身のほうが衰えやすいのでしょうか。

正解は、**「筋肉は、上半身より下半身が衰えやすい」**です。

18歳以上の日本人４００３人を対象とした調査によると、加齢によって筋肉量が低下する程度は、体の部位によって違っていました（２０１ページ参照）。20歳と80歳の筋肉量を比べると、**下半身は男性で30・９％、女性で28・５％も減少**していました。

一方、**体幹部（上半身）は、男女ともに大きな変化は見られなかった**のです。

では、なぜそうなるのでしょうか。

上肢の筋肉は、日常生活の細かな動きで使うことが多いのですが、下肢の筋肉はそれほど使いません。下半身の筋肉の多くは、**「抗重力筋《こうじゅうりょくきん》」**と呼ばれる筋肉です。

スクワットは、下半身の筋肉を効率よく鍛えられる

抗重力筋とは、地球の重力に逆らって、体を支えている筋肉。これらの筋肉は、加齢や不活発な生活によって衰えやすく、不活発な状態が続けば、筋肉の萎縮が早く進みます。

まさに、**「老化は足から」**起こってくるのです。

抗重力筋は、私たちの基本的な日常動作、「立つ、座る、歩く」といった動きを支えている筋肉ですから、下半身の筋肉が弱れば、姿勢が安定しな

くなり、転びやすくなるなどの弊害も目立ってきます。

逆にいえば、**下半身の筋肉を鍛えることによって、何歳になっても歩き続けることができ、転倒予防にもなる**ということです。

これらの筋肉を鍛えるのに、最も適した筋トレが「スクワット」です。

スクワットを行うと、下半身を中心にお尻や太もも、腰の筋肉など、多くの筋肉が複合的に働きます。

このため、**スクワットを1種目行うだけで、下半身の多くの筋肉が効率的に鍛えられる**のです。

しかも、大きな筋肉である大腿四頭筋や大臀筋などを強化することができます。

大きな筋肉を鍛えて筋肉量が増えれば、基礎代謝もアップ！

筋トレを始めるとき、1種目の筋トレを行うとしたら、みなさんには、**「まずはスクワットから」**と提案したいと思います。

下肢と体幹部の筋肉量と減少率の推定

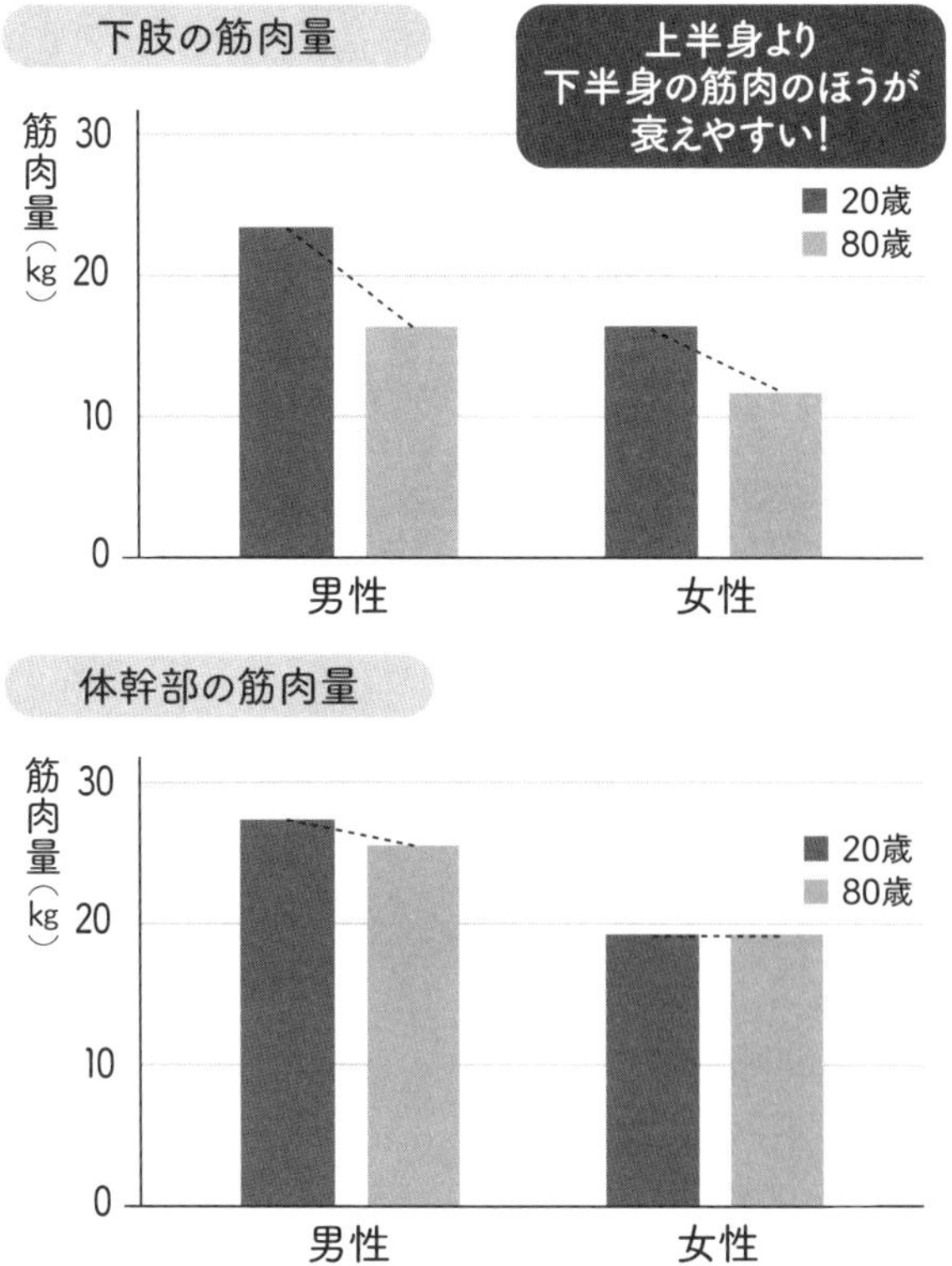

出典：谷本芳美ほか「日本老年医学会雑誌」47巻1号（2010：1）
「日本人筋肉量の加齢による特徴」より

筋トレを無理せず続けるコツは、日によって鍛える部位を変えること

私自身も、体調管理や健康維持のために、筋トレを行っています。

ここでは、私のやり方をお話ししてみましょう。

私は大学に出勤したら、まず大学のトレーニングジムで筋トレを行うことにしています。

最初に、10分ほど、ランニング。 これは、体を温めるためのウォーミングアップです。

いきなり**準備運動もなしで筋トレを行うと、体が温まっていない場合、ケガをしてしまう危険があります。** ですから、少し走って、全身に血液を

巡らせてから、筋トレを行います。

筋トレは、30分程度。

毎日、鍛える部位を変えています。同じ場所を連日鍛えようとすると、負荷が大きくなりすぎて、筋肉痛を起こしてしまうことがあるからです。

今日は「胸」、明日は「背中」、明後日は「下肢」

日によって鍛える部位を変え、今日は「胸」、明日は「背中」、明後日は「下肢」といったように、体の一部のパーツだけを鍛えるのです。

鍛える部位をズラしていくことで、負荷がかかりすぎず、かつ、効率的に筋肉を強化できます。ボディビルダーも、私と同じように、鍛える部位を毎日変えている人が多いようです。

私の場合、大学の施設のトレーニングマシンを利用していますが、みなさんがご自宅で、自重（自分の体重）で負荷をかけて筋トレを行う際も、日によって鍛える部位を変えていくとよいでしょう。

例えば、同じ部位を鍛える頻度は、週に2回程度にし、月曜日と木曜日にスクワットを行ったら、火曜日と金曜日は腕立て伏せ、水曜日と土曜日はヒップリフト（お尻を持ち上げる筋トレ）といった具合です。

ウォーキングなどの有酸素運動は、無酸素運動である筋トレとは別系統の運動ですから、筋トレとウォーキングを同じ日に行ってもかまいません。

なお、**三日坊主にならずに運動を続けていくコツは、日常生活の習慣とひもづけて、毎日のスケジュールの中に組み込んでしまうこと**です。

例えば、**「歯磨きしながら、片足立ちをする」**といったように、生活習慣とセットにすると気軽にできますし、続けやすいのです。

私の場合は、大学に出勤したら、まずトレーニングジムで筋トレを行うことが習慣となっています。

毛細血管を増やし、スタミナをつける有酸素運動

血管には3種類あり、動脈、静脈、毛細血管に分けられます。中でも、毛細血管は、**直径が約100分の1㎜という細い血管**です。

その極細の血管が、全身に張り巡らされています。**毛細血管は、全身の血管のおよそ99%を占める**とされています。その長さを総計すると、**全長は約10万㎞、地球2周半の長さに相当**するとも。

毛細血管は、動脈と静脈をつなぐ中間的な位置づけの血管です。細胞に栄養素や酸素、ホルモンなどを運び込み、二酸化炭素や老廃物を回収するといった大切な役割を担っています。

加齢やストレス、運動不足、あるいは糖尿病、脂質異常症といった慢性疾患によって毛細血管がダメージを受けると、だんだん劣化し、その数も減ってしまいます。

そうなると、さまざまな体調不良を引き起こしていくことも少なくありません。ただし、**毛細血管のダメージを回復させ、その数を増やすことは可能です。**

それを助けてくれるのが「有酸素運動」です。

すみずみの毛細血管にまで血液が巡るようになる

有酸素運動を行うと、全身の細胞で酸素が必要になり、酸素の供給量を増やすために血流がアップします。

こうして、**全身にくまなく、すみずみの毛細血管にまで血液を巡らせる**

ことが、毛細血管を増やすことにつながっていくのです。

筋肉には、**持久力に富んだ「遅筋線維《ちきんせんい》」と、瞬発力に優れる「速筋線維《そっきんせんい》」**の2タイプがあります。

筋トレで主に使われるのが、速筋線維。一方、ウォーキングやジョギングのような有酸素運動では、持久力系の遅筋線維がよく使われます。

また、遅筋線維の中には毛細血管が多いため、有酸素運動を継続的に行っていくとよく使われることになり、それが同時に、**遅筋線維内の毛細血管を増やすことにもつながる**のです。

しかも、その結果として、持久力系の遅筋線維が鍛えられ、スタミナがついてきます。

有酸素運動を行うと、心肺機能がアップして持久力が高まりますが、筋肉の面からいっても、遅筋線維を鍛えてスタミナづくりに役立つ効果があるといってよいでしょう。

筋トレや有酸素運動で、「若返りホルモン」の分泌もアップ

運動を行うことによって、ホルモンの分泌も促されます。

筋トレなどを行うことで、分泌が促されるホルモンには、コルチゾールやドーパミンなど、たくさんのホルモンがありますが、ここでは、二つのホルモンについてお話ししてみましょう。

その二つとは、**「テストステロン」**と**「成長ホルモン」**です。

筋肉は1日のうちでも、分解（カタボリック）と合成（アナボリック）をくり返すことで、新たに作り替えられていますが、この筋肉の合成と分解には、ホルモンも関わっています。

筋肉の合成を促すホルモンが、**アナボリックホルモン**、筋肉の分解を促すホルモンが、**カタボリックホルモン**と分類されます。

筋肉を分解するカタボリックホルモンの代表が、ストレスを感じたときに分泌されるコルチゾール。これに対して、**筋肉を合成する代表的なアナボリックホルモンが、テストステロンや成長ホルモン**です。つまり、この二つのホルモンは、ともに筋肉合成に深く関わっているホルモンなのです。

テストステロンは、その95％が精巣から分泌されるホルモンで、いわゆる**「男性ホルモン」**としてよく知られています。

テストステロンは、思春期に男性らしい変化（二次性徴の発現）を引き起こし、筋肉や骨格作りを促したり、体脂肪を減らしたりするなどの効果をもたらします。ちなみに、女性も、副腎や卵巣でテストステロンを分泌しています。

その分泌量は20代にピークとなり、その後、加齢とともにゆるやかに減少していきます。そして、**テストステロンの減少によって、筋力の低下が起こりやすくなるのです。**

加齢とともに、私たちの筋肉量はしだいに減っていきますが、この筋肉量の減少も、テストステロンが影響を与えていると考えられています。

さらに、テストステロンの低下は、**肥満や糖尿病、動脈硬化のリスク増加**にもつながっていくことが、最近の医学研究で示されています。

加齢によってテストステロンが減少していくとき、その歯止めとなるのが、筋トレなどの運動です。**筋トレを行うことによって、テストステロンの分泌を促すことができる**のです。

運動による効果は、成長ホルモンについても当てはまります。

成長ホルモンは、脳下垂体という部分から分泌されるホルモンです。

成長ホルモンについては、子どもの成長に欠かせないホルモンという認識をお持ちの人が多いでしょう。実は、**成長ホルモンは、「若返りホルモ**

ン」と呼ばれることもあり、骨を強くしたり、脂肪の分解を進めたり、毛髪の発育を促したりするなどの効果をもたらします。

成長ホルモンは、10代に分泌のピークを迎え、その後は年齢とともに減少していきます。しかし、年を取ったからといって、完全になくなってしまうわけではありません。

60代の段階でピーク時の30％まで減少しているものの、重要なのは**筋トレや有酸素運動によって、テストステロンと同様に成長ホルモンの分泌を促すことができる**という点です。

また、成長ホルモンの分泌が進むことで、脂肪分解の働きも高まるため、太りにくくなるでしょう。

なお、**成長ホルモンは、筋トレよりも有酸素運動のほうが、より多く分泌されます。**いずれにしても、筋トレと有酸素運動をうまく組み合わせて行っていけば、効果が高まると考えられます。

筋肉が太い人は骨も太い！「たんぱく質＋筋トレ」で骨密度アップ

60歳以降のシニア世代になると、気になるのが**骨粗鬆症《こつそしょうしょう》のリスク**です。

私たちの骨は、変化がほとんどないように感じているかもしれませんが、新たに骨が作られること（骨形成《こつけいせい》）と、古い骨が壊されること（骨吸収《こつきゅうしゅう》）がくり返され、常に替わり続けています。

骨粗鬆症は、この骨形成と骨吸収のバランスが崩れることで起こります。しだいに骨がもろく、スカスカになっていく病気です。圧倒的に女性に多く、特に閉経後の女性の多数が発症。閉経によって、女性ホルモンであるエストロゲンの分泌が減少することが深く関与しています。

日本には、1000万人以上の患者さんがいると推定されており、日本社会の超高齢化によって、その患者数も増えています。

骨粗鬆症で怖いのは、転んだりした拍子に、簡単に骨折してしまうことです。骨折しやすい場所は、主に腰椎《ようつい》と大腿骨骨頭《だいたいこつこっとう》で、それが歩行困難や寝たきりの原因にもなります。

運動による物理的な刺激が骨を強化する

この骨粗鬆症の予防には、食事と運動が重要な役割を果たします。

食事は、**カルシウムやビタミンDといったミネラル、ビタミンに加えて、良質なたんぱく質をとることが大事**です。たんぱく質は、骨の原材料となるものですから、足りていないと、骨密度が下がってしまいます。

近年の研究でも、**たんぱく質の摂取量が増えると、骨密度がそれに応じ**

てアップすると報告されています。

また、運動と骨粗鬆症の関連性についての研究も進んでおり、運動によって、**骨に物理的な刺激が加わると、それが骨を強化することにつながる**と考えられています。

例えば、ジョギングなどをするときに、**足は地面に着地するたびに衝撃を受けることになりますが、その刺激が骨にもよい影響を及ぼす**のです。

また、**筋トレも骨への刺激**となります。骨は腱《けん》を介して筋肉とつながっていますから、筋トレを行うと、骨に負荷がかかって、それが骨を強化する刺激となります。いわば、**「筋肉が太い人は、骨も太い」**のです。

筋トレの場合、例えば、ダンベルやジムのトレーニングマシンを使って腕を鍛える運動をしたり、自重なら腕立て伏せを行ったりすれば、通常、負荷がかかりにくい上半身へも負荷をかけることができるため、上半身の骨の強化にも役立てることができるでしょう。

「たんぱく質＋筋トレ」で脳活性！認知症予防にも役立つ

近年の研究で、**筋トレが認知症予防に役立つ**ことがわかってきました。

そもそも、筋肉と脳は密接な関わりがあり、筋肉を動かすことは、脳の働きをよくすることにつながるのです。

筋肉を動かすときには、脳から運動神経を介して指令が出されます。筋肉が動くと、感覚神経から脳へ信号が送られます。このやり取りによって、**脳と筋肉のコミュニケーションがくり返されることが、脳への刺激となります。その結果、脳細胞どうしの接続がよくなり、脳の活性化がなされる**のです。

特に注目されているのが、筋肉から分泌される生理活性物質**「マイオカ**

イン」の働きです。私たちの体の組織や器官は、メッセージとなるような物質を分泌しながら、お互いに作用し合っています。

運動すると筋肉から分泌される物質が、マイオカインです。マイオカインが分泌されることで、体や脳にメッセージが伝わり、さまざまな影響がもたらされることが判明しています。

マイオカインは、免疫力に関係するもの、がん細胞に関わるものなど、続々発見されており、認知機能に関係するものも見つかっています。

その一つが、**脳内で「BDNF《ビーディーエヌエフ》（脳由来神経栄養因子）」の産生を促す**という報告がなされています。**筋肉からマイオカインが分泌されると、BDNFが増えて、脳の海馬《かいば》（記憶を司る部位）の神経を増やす**というのです。

こうしたことが、研究によってさらに突き止められれば、筋トレが認知症予防に役立つメカニズムも、より解明されてくるでしょう。

ただし、筋トレや有酸素運動が、すでに認知症を発症してしまった人の状態を改善できるかというと、今のところノーというしかありません。

予防には役立つものの、いったん発症し、本格的に認知症に移行すると、運動で治すことは難しいのです。

いずれにしても、筋トレや有酸素運動を続けて、筋肉を維持・強化していくことは、認知症にならないためにとても重要なことにちがいありません。

これまでお話ししてきたとおり、**たんぱく質の摂取と運動によって、サルコペニアやフレイルの予防がなされるなら、認知症の引き金となる転倒骨折や寝たきりを防ぐことが可能になる**からです。

また、高齢になってから、足腰が弱り、出歩かなくなることも、認知症を進める一つの誘因となります。

その点でも、**たんぱく質の摂取と運動で足腰を強化し、気軽に出歩ける状態をキープすることは、認知症予防の大事な条件**となるでしょう。

下半身の筋肉が1kg増えるだけで、全身が引き締まって見える

すっきりした体のラインをつくるためには、筋肉が必要です。

ダイエットで体重を減らすことができても、筋肉が伴わなければ、体にメリハリが生まれません。くびれたウエストや上向きのヒップなど、メリハリボディが生まれるのも筋肉があってこそ。

極端な食事制限など、間違ったダイエットでは、筋肉が減ってしまいます。筋肉が減れば、リバウンドしやすくなるだけでなく、**リバウンド後に増えるのは筋肉ではなく脂肪**ですから、いよいよ見栄えも悪くなってしまうのです。

わざわざ、苦しいダイエットをしなくても、**下肢の筋肉が1kg増えるだけで、かなり引き締まって見えます。**

体のラインがきれいに出るため、見た目では、やせたように見えるのです。

加えて、下肢に筋肉をつけると、ふくらはぎも鍛えられます。

ふくらはぎは、「第二の心臓」ともいわれる部位で、重力に逆らって静脈血を心臓へと押し返してくれます。これが、ふくらはぎの「筋ポンプ作用（ミルキングアクション）」です。

下肢の筋肉が鍛えられて、ふくらはぎが第二の心臓としてよく機能するようになれば、全身の血流が改善し、むくみの予防にもなるでしょう。

足のむくみが解消できれば、その点でも、足がすっきり見えるようになるはずです。

筋トレなどの運動によって、しっかり筋肉をつけていくことは、健康維持に役立つだけでなく、見た目をよくする効果ももたらしてくれます。

効率よく筋力アップするには、筋トレの強度より回数が大切

従来、筋トレの効果を上げるには、高強度の負荷をかけたほうがよいという考え方が主流でした。しかし、近年の筋肉研究の進展によって、その考え方に変化が起こってきています。

重要なのは、**筋肉にかける負荷が最高強度かどうかではなく、強度が低くても、仕事量の総体（回数）が大きいほうが筋肉強化に役立つ**という考え方になってきたのです。

わかりやすい例を挙げれば、80kgのバーベルをやっと上げられる人が、80kgを5回必死で持ち上げるよりも、40kgのバーベルを15回上げたほうが

よいということです。

80kg×5回＝400kg。40kg×15回＝600kg。

1回の負荷が低くとも回数が多いほうが、結果として、仕事量の総体が大きくなり、それが筋肉強化に役立つという考え方です。

自重で行う筋トレの場合も、同じように考えてよいでしょう。

自分にとって「ちょっとキツイな」と感じられる筋トレを、自分の限界の回数近く行うのが、最も効率的に筋肉強化に役立つということになります。

あまりに楽にできてしまう筋トレだと、負荷が軽すぎて、効果的ではありません。その一方、キツすぎてもダメ。

ですから、**「ちょっとキツイな」というところに負荷を設定し、その強度で筋トレを根気よく続けていくことがベストな方法**といえそうです。

また、筋トレの方法についても、通常の筋トレのほかに、例えば、スロトレ（スロートレーニング）といった方法もあります。

スロトレとは、筋肉にやや軽めの負荷をかけながら、通常よりゆっくりと筋トレを行う方法です。

あえてゆっくりと動かすことによって、軽めの負荷であっても筋肉に長い時間負担がかかり、筋力が増強できると考えられています。**関節や筋肉にかかる負荷が低いので、高齢者などでも安全に行える筋トレ**とされています。

スロトレがよいか、通常の筋トレがよいか。それは、**自分に適していると感じられる方法を選べばよい**でしょう。

実は、せっかちな私はスロトレが苦手（苦笑）。いつもスローでない通常の筋トレを行っています。もちろん、スロトレがよさそうだという人は、スロトレを試してみてください。ジムに通っている人は、スロトレではなく、ジムのマシンを使う筋トレでＯＫです。

とにかく、「ちょっとキツイな」と感じられる強度で、筋トレを続けること。これが実現できれば、筋肉強化に着実に役立つはずです。

運動しない日でもたんぱく質はしっかり摂取しよう!

たんぱく質摂取と運動を必ずセットで行うことをお勧めしてきましたが、運動しない日はどうしたらよいでしょうか。運動しないなら、たんぱく質をとらなくてもよいかといったら、決してそんなことはありません。

運動しない日も、たんぱく質の摂取は休んではいけないのです。

運動後の24〜48時間が、筋肉合成のゴールデンタイム

運動した後にたんぱく質をとると筋合成のスイッチが入り、筋肉が作ら

れます。**筋トレで負荷をかけると、筋肉中のたんぱく質の合成速度が高まりますが、それは筋トレ直後だけでなく、24〜48時間後まで持続するのです。この時間帯は、いわば「筋肉合成のゴールデンタイム」**。この時間帯にたんぱく質をとれば、より多くの筋肉が作られます。

つまり、筋トレを行った翌日や翌々日までも、このゴールデンタイムに含まれるのです。そうした日に、たんぱく質を減らしてしまったら、せっかく筋肉が作られようとしているのに非常にもったいないことです。

ですから、運動しない日も、しっかりたんぱく質を摂取することを意識してください。**1日のたんぱく質摂取の目標量は、運動している日と同じです。運動しない日も、変わらず1食20g以上の目標をクリアすることを目指しましょう。**

これも同じですが、**朝の食事でのたんぱく質摂取を意識して行ってください。朝のたんぱく質摂取が、筋肉合成にはより効果的**だからです。

アルコールは筋肉合成を妨げる!? 筋トレ直後の飲酒は控えたほうがよい

「たんぱく質＋筋トレ」で、筋肉量を増やすことができますが、みなさんに注意していただきたいのが、筋トレ直後の飲酒です。

運動した後のご褒美《ほうび》のビールは、確かにおいしいもの。しかし、筋肉を増やすという観点からいえばNGです。

実は、**筋トレ直後のアルコールは筋肉合成の妨げになってしまう**のです。

アルコールが、筋肉合成にどんな影響を及ぼすのかを調べたオーストラリアの研究があります。それによれば、筋トレ直後に、プロテインのみを摂取した場合と、アルコールとプロテインを摂取した場合とで比較すると、プロテインのみのときより、**アルコールをいっしょに摂取したときのほうが、筋肉の合成率が24%も低下した**と報告されています。

さらに、同じ実験で、**筋トレ直後にアルコールと糖質を摂取すると、プロテインのみのときより、合成率が37%も下がった**そうです。

アルコールの影響は男性のほうが大きい

筋トレをすると、その1~2時間後に筋肉の合成が始まります。

このタイミングでお酒を飲むと、アルコールが筋肉の合成を阻害してしまいます。**筋肉合成の際には、エムトールという酵素が働くのですが、アルコールは、この酵素の活性を抑えてしまう**のです。

トレーニングを頑張った後の冷たいビールの誘惑は魅力的ですが、夕方に筋トレを行う場合、その夜の飲酒は筋肉合成の上で明らかなマイナスとなります。

夜に飲酒の予定があるなら、運動する時間をその日の朝に設定するか、翌日以降の運動しない日に飲むことをお勧めします。

また、**筋トレ後のアルコールの影響は、女性より男性のほうが大きい**と考えられています。

その理由は、男性ホルモンの一種であるテストステロン。

テストステロンも、筋肉合成に関わっているのですが、アルコールによって、テストステロンの分泌が抑えられてしまうのです。

女性より男性のほうが、テストステロンの分泌量が多いので、アルコールを飲んでその分泌が抑えられると、筋肉合成により大きな影響が出てしまうおそれがあるといえるでしょう。

お酒の飲みすぎが健康を害することは当然ですが、筋肉を強化する意味においても、ほどほどにしておいたほうがよさそうです。

運動を習慣化させるテクニック「ハビットスタッキング」

これまでほとんど運動習慣がなかった人が、新たに運動を始めようとしても、けっきょく続けられずに挫折してしまうケースが多いものです。毎日30分のウォーキングを実行しようと決心して、それを翌日からいきなり習慣化できるという人は、それほど多くありません。

では、どうすれば運動が続けられるのでしょうか。

新たな運動習慣を身につけるためには、運動を行うトリガー（引き金）となるものが必要です。それがないと、なかなかスムーズに運動に移行することができません。

私の場合、大学に行ったら、その朝、必ず大学の施設で運動すると決めています。

このように、**運動する場所と時間を決めることが大切です。しかも、それを日常的な習慣とセットにしておくことが肝心**（私の場合なら、「大学に行ったら、その朝必ず」というように）。

例えば、**朝、コーヒーを入れているときに、スクワットを2回行う**とか、**歯磨きをするときに、片足立ちを10秒だけ行う**とか、普段の習慣と組み合わせるとよいのです。

これが**「ハビットスタッキング」**という方法です。小さな習慣（ハビット）を積み上げていく（スタッキング）ことで、行動が継続しやすくなります。少しずつでも続けていくことが、習慣化へとつながります。

ここで、特に重要なのは、**新たに始める運動が、自分にとって無理のない強度や回数であること。**

例えば、今まで腕立て伏せをほとんどやってこなかった人が、1日のノルマを20回に設定すると、絶対に続けられないでしょう。

コーヒーを入れている間のすきま時間にスクワットを行う場合は、自分でも気軽にできそうな回数からスタートします。

スクワットを2回、なんなら1回でもかまいません。

あるいは、デスクワークを1時間続けたら、必ず立ち上がって部屋を10歩歩く習慣をつくります。いや、1時間に1回、イスから立ち上がるだけでもかまいません。

まずは、**気軽に始められて、無理なく続けていけることが大前提です。**

続けているうちに物足りなく感じたら、「今日は3回やってみようか」という日が出てきます。そういう日は、3回やってみましょう。

ですが、そこで無理に「明日からは、じゃあ1日5回」と一気に増やしてはダメです。

あくまで、続けること——これが最優先です。

そうやって、**無理なく続けられるようになり、習慣として定着してくると、しだいに回数を増やしていくことが可能になります。**

スポーツジムには、**「2分ルール」**というものがあります。

最初は、なんでも好きな運動を2分だけやってみましょう、という決めごとです。

2分だけと思って続けていると、そのうち、しだいに運動時間が延びていくものです。

2分だったものが、3分になり、いつしか20分続けられるようになっていきます。

最初のハードルをできるだけ低くして、それを続けていくこと。それが新たな運動習慣を身につけるコツなのです。

ぜひ試してみてください。

体力に自信がない人は、「イスを使うスクワット」から始めよう！

下半身には、全身の筋肉の3分の2が集まっており、大腿四頭筋《だいたいしとうきん》や大臀《だいでん》筋《きん》といった非常に大きな筋肉があります。

これらの筋肉は、「立つ、座る、歩く」という私たちの基本的な動きを支えている筋肉群であり、これらが弱ると日常生活にも大きな支障が生じることになります。

これらの筋肉を鍛えるのに最も適した筋トレが**「スクワット」**です。

私は、これまで運動習慣がなく、体力に自信がないという人には、**「イスを使うスクワット」**をお勧めしています。

とても簡単な運動ですから、どなたでも気軽に始められて、無理なく続けられるはずです。最初は、回数も少なめでけっこうです。毎日の習慣にすることができたら、徐々に回数を増やしていきましょう。

そして、これでは物足りないと感じたら、より筋肉に負荷がかかる**「イスなしスクワット」**にチャレンジしてください。

本書では、「イスを使うスクワット」以外に、**「イス腹筋」**、**「お尻上げ」**、**「つま先上げ」**、**「かかと上げ」**も紹介しています。

どれも簡単にできる筋トレですが、おなかや下肢の筋肉が効果的に鍛えられるので、ぜひ試してみてください。

それぞれ、鍛える部位を明記したので、**どの部位を鍛えているのか、意識しながら行いましょう。息は止めず、自然な呼吸で行います。**どうしても息が止まる場合は、「1、2、3……」と数を数えながら行ってください。体に違和感が出たら、無理をせずに休みましょう。

誰でも無理せず続けられる！
習慣化できる超簡単筋トレ

メニュー考案　藤田　聡

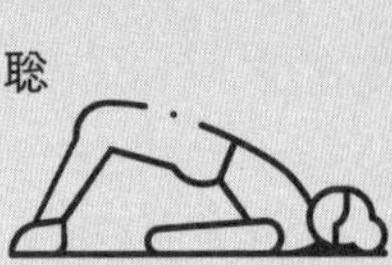

筋肉量を増やすには、たんぱく質の摂取とともに筋トレが必要です。
そうはわかっていても始められない……。始めても長続きしない……。
そんな人は、まず、誰でも無理せず続けられる超簡単な筋トレからスタート！
習慣化することできたら、回数や負荷を徐々に増やしていけばよいのです。
さあ、まずは始めてみてください！

メニュー ①

イスを使うスクワット

鍛える部位 お尻　太もも

主に使う筋肉 大臀筋（だいでんきん）　大腿四頭筋（だいたいしとうきん）

“下半身にある大きな筋肉が鍛えられる”

❶イスに座って、足を肩幅に広げる。手のひらを下にして、両手を太ももの付け根近くに置く。

❷足の裏全体が床から離れないようにしながら、ゆっくりと立ち上がる。手は太ももの付け根につけたまま。このとき、前傾姿勢になってもかまわない。

❸立ち上がったら、ゆっくりとイスに座る。

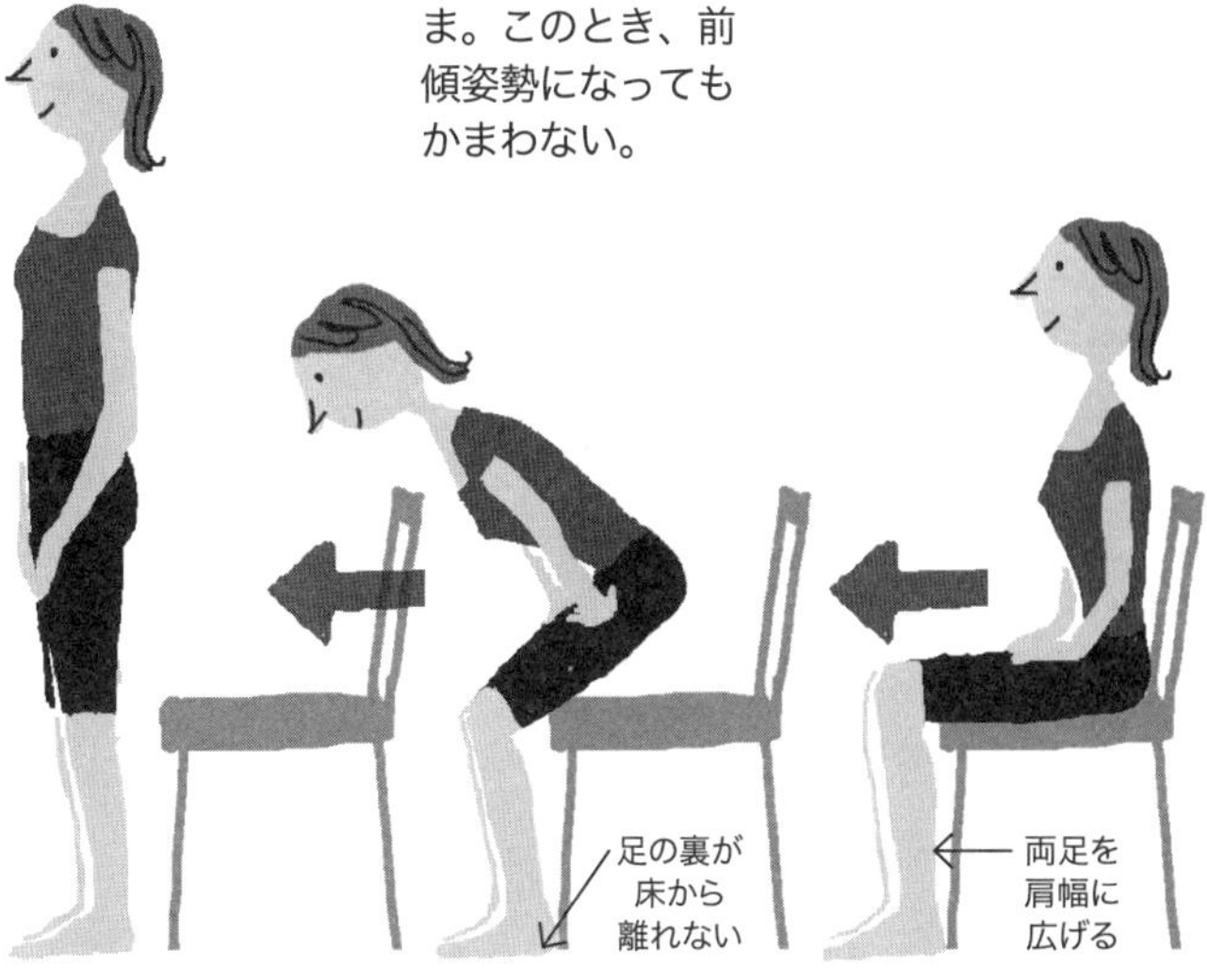
足の裏が床から離れない
両足を肩幅に広げる

※❶〜❸を10回くり返す。

メニュー②

イス腹筋

鍛える部位　おなかの横（わき腹）

主に使う筋肉　腹斜筋（ふくしゃきん）

“普段あまり使わない わき腹部分の筋肉を鍛える”

❶イスに座り、頭の後ろで両手を組む。ひじを広げて、背すじを伸ばす。

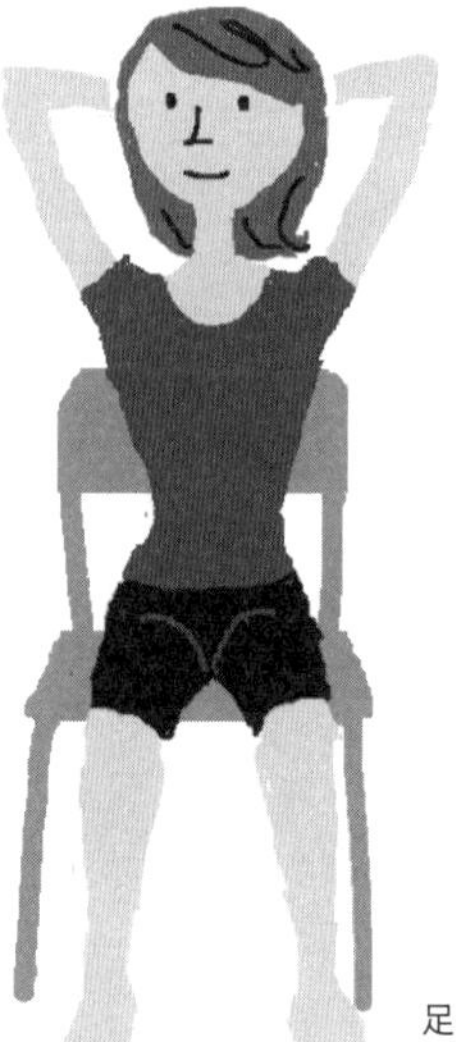
頭の後ろで両手を組む
足の裏が床から離れないように

〈レベルアップ編〉

慣れてきたら、①の状態から体を斜め前方にひねり、ひねる側の足を上げて、ひじと反対側のひざをつける。左右交互に5回ずつひねる。

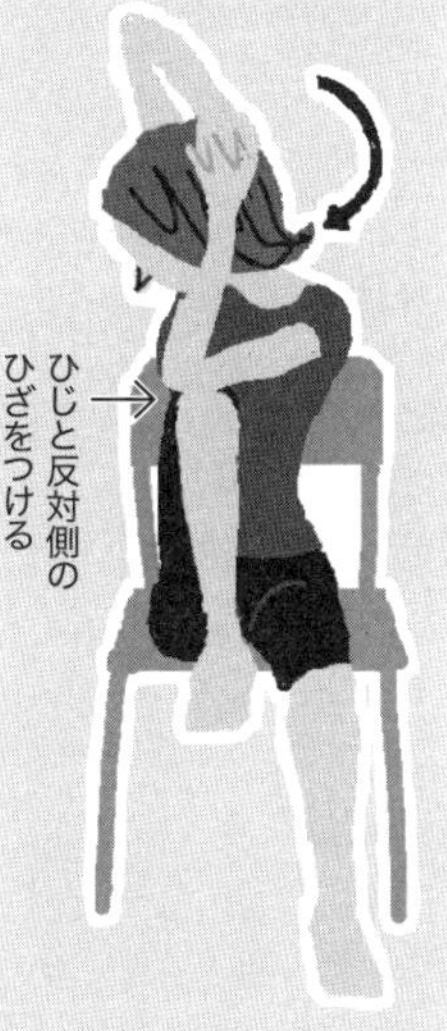
ひじと反対側のひざをつける

❷上半身をまっすぐにしたまま、体をゆっくりと左右にひねる。左右交互に5回ずつひねる。

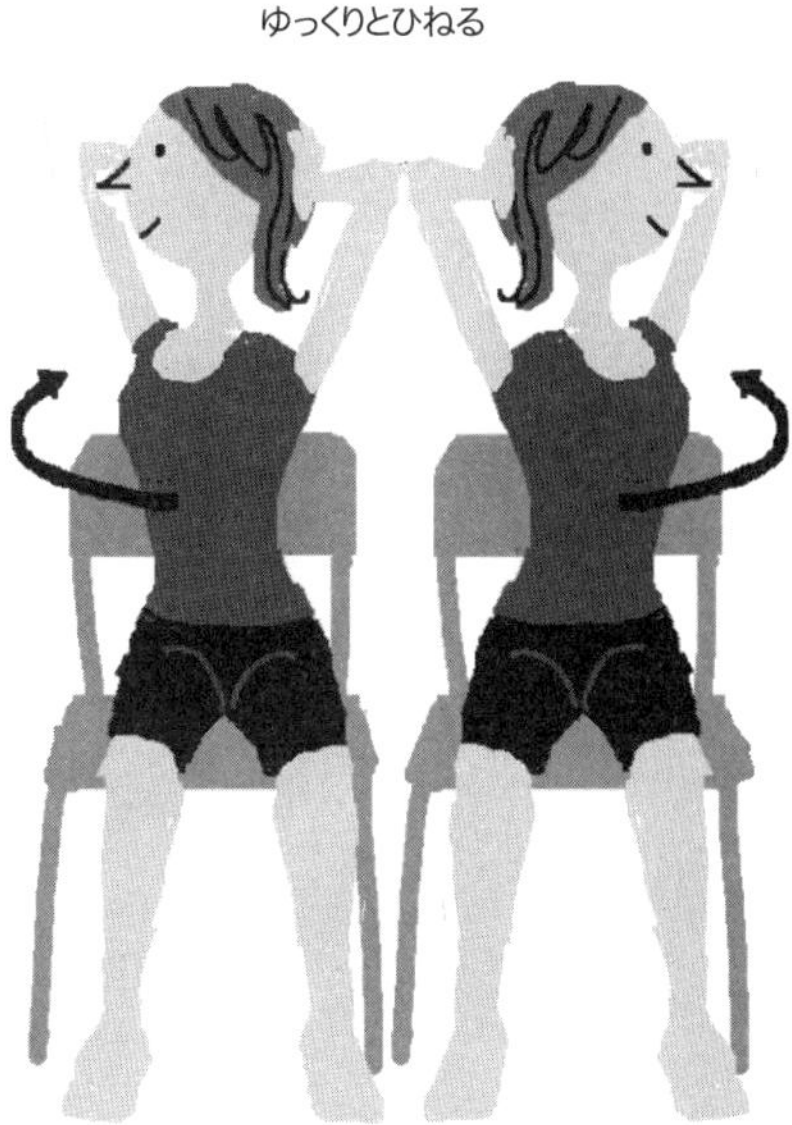
ゆっくりとひねる

メニュー
③

お尻上げ

鍛える部位　おなか全体

主に使う筋肉　腹直筋（ふくちょくきん）

“ つらい腹筋運動も
これなら楽にできる! ”

❶あおむけに横になる。腕を下に伸ばして、手のひらを床につける。この状態で、ひざを90度に曲げる。

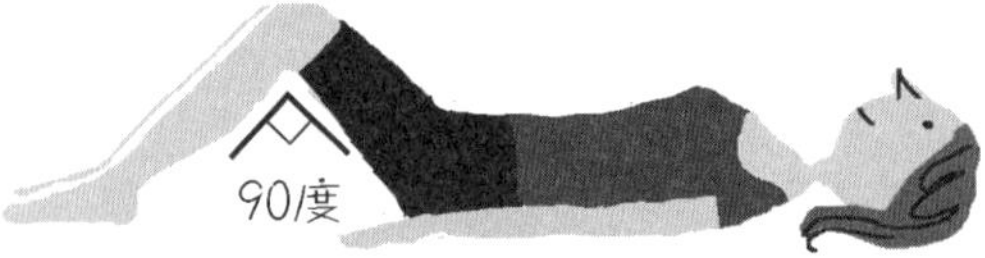

手のひらを床につける

❷腰をゆっくりと浮かせる。肩からひざまで、体がまっすぐになるところまで、腰を持ち上げる。その後、ゆっくりと腰を落として、①の体勢に戻る。

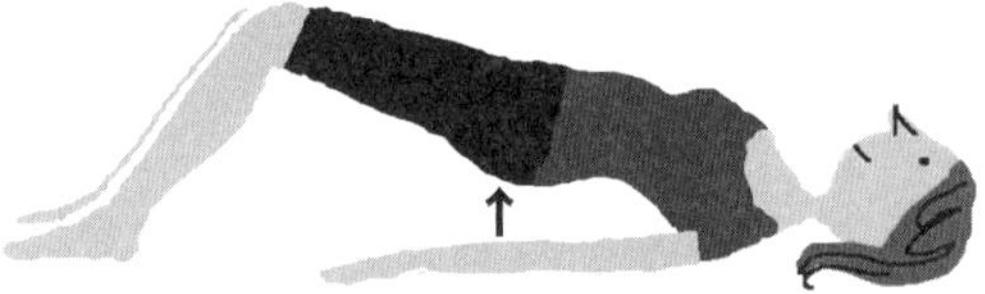
肩からひざまでのラインをまっすぐに

※❶〜❷を10回くり返す。

“ 仕事の合間に
座ったままできる! ”

メニュー
④

つま先上げ

鍛える部位　すね

主に使う筋肉　前脛骨筋(ぜんけいこつきん)

❶両足を揃えてイスに座る。背すじを伸ばして、両手を太ももの上にのせる。ひざは90度に曲げる。

❷この状態で、両足のつま先を上げたり下げたり、10回くり返す。このとき、かかとが床から離れないよう、しっかりとつけたまま行う。

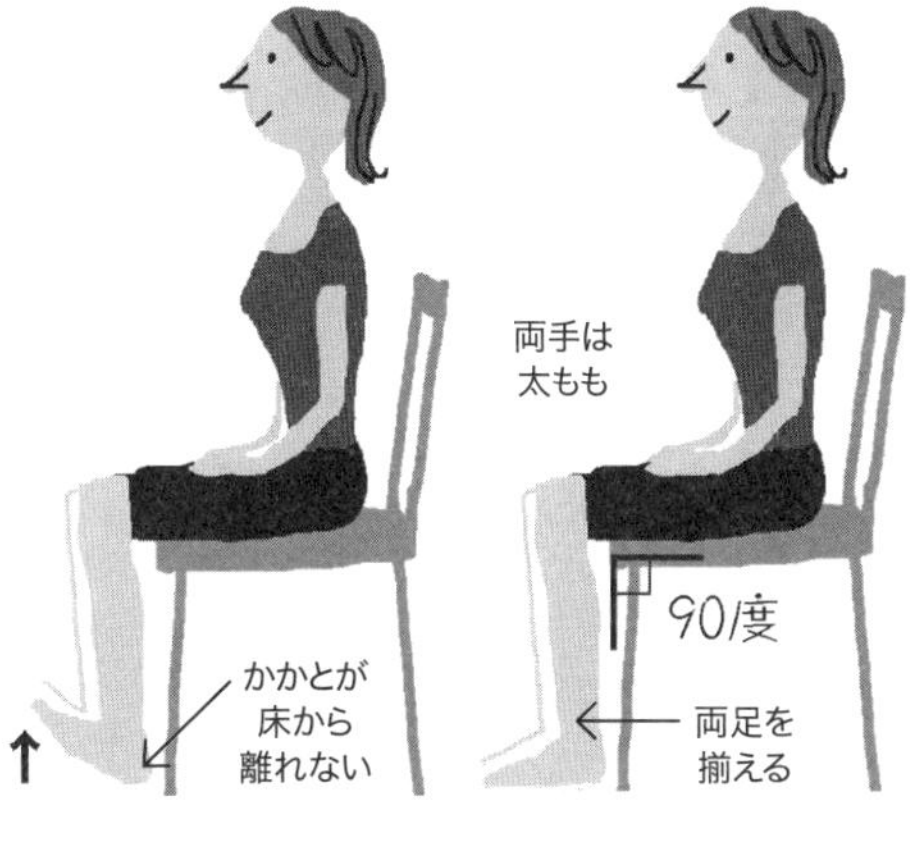

“ふくらはぎを鍛えれば全身の血流もよくなる”

メニュー ⑤

かかと上げ

鍛える部位 ふくらはぎ

主に使う筋肉 腓腹筋（ひふくきん）

❶両足を揃えてイスに座る。ひざは90度に曲げる。

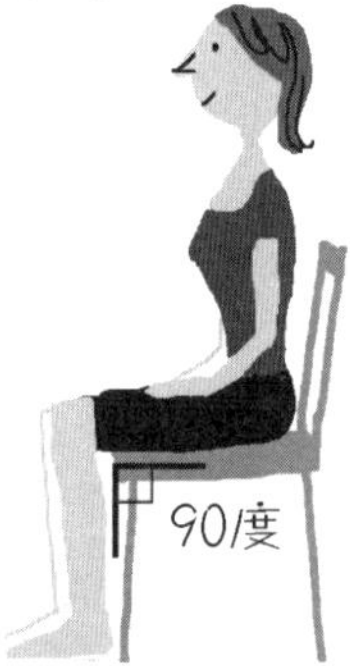

❷つま先を床につけたまま、両足のかかとを上げたり下げたり、10回くり返す。

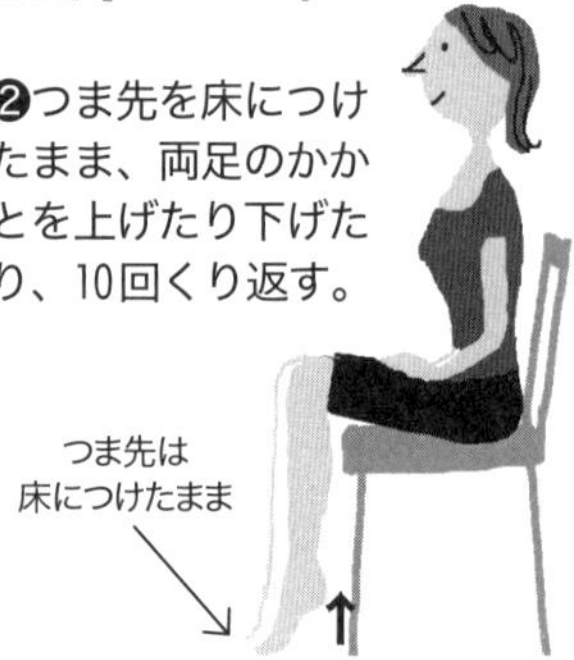

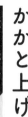

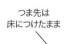

〈レベルアップ編〉

慣れてきたら、立って行う。

①両足を揃えてまっすぐに立つ。

②つま先をつけたまま、かかとを上に浮かせて、下に落とす。これを10回くり返す。

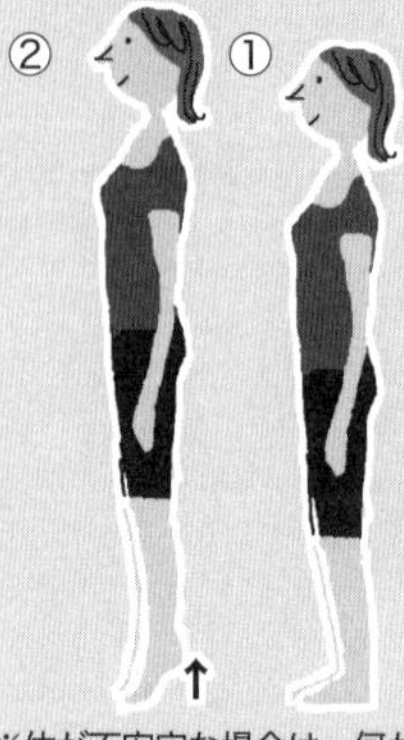

※体が不安定な場合は、何かにつかまって行うとよい。

第4章

知ると健康になる！
たんぱく質の基礎知識

私たちの体は60％が水分、残りの半分がたんぱく質でできている

私たちの体の約60％が水分です。残りのうち、約20％がたんぱく質でできています。つまり、体重50㎏の人なら、約10㎏がたんぱく質ということになるのです。

筋肉や内臓、消化管、血液中のヘモグロビン、髪や皮膚のコラーゲン等々、多くの体の組織がたんぱく質によって作られています。

たんぱく質の大きさは、数ナノメートル。1ナノメートルは、100万分の1ミリメートル。電子顕微鏡でも、細かいところまで見えません。このため、たんぱく質がどのような形をしているのか、長年、わかりません

でした。
その後、19世紀後半から20世紀初頭にかけて、その解析が可能になり、たんぱく質の形もわかってきました。

たんぱく質の最小単位がアミノ酸。たんぱく質は、アミノ酸が50〜数百万個つながってできています。

初めに、たんぱく質がアミノ酸から構成されていることを発見したのは、イギリスの生化学者、フレデリック・サンガーでした。

1953年に、サンガーは、牛の膵臓《すいぞう》から分泌されるインスリンの51個のアミノ酸配列を特定し、たんぱく質は、アミノ酸が結合したものであることを証明しました。この51個のアミノ酸の配列がわずかに違うだけで、ウシやブタ、ヒツジなど、それぞれの動物のインスリンが作られるのです。

アミノ酸によって作られるたんぱく質の形はさまざま。

たんぱく質を構成する際、アミノ酸が50〜数百万個連結し、ひものよう

に連なります。そのひもが、らせん状になっているものもあれば、折りたたまれたり、球状だったり、いずれも、それぞれがコンパクトで機能しやすい形をしていると考えられています。

20種のアミノ酸が、10万種のたんぱく質を構成する

たんぱく質の仲間の一つに、ペプチドがあります。**ペプチドは、アミノ酸が2〜49個程度つながったもの。私たちの体の中で働くたんぱく質は、10万種以上ある**とされています。

自然界で発見されているアミノ酸の種類は、およそ500種。

しかし、**私たちの体の10万種ものたんぱく質は、この500種あるうち、たった20種のアミノ酸からのみ作られる**のです。その20種類が、数や並び方の違いによって、10万種ものたんぱく質を構成しています。

体内で作れない必須アミノ酸と、作れる非必須アミノ酸がある

たんぱく質の最小単位がアミノ酸です。

アミノ酸は、私たちの生命そのものを生み出してきた重要な物質とも見なされています。生命の起源については、地球外起源説、原始大気起源説、原始海洋起源説など、いくつかの説がありますが、いずれも生命の起源はアミノ酸と考えられています。

最近では、2022年、日本の小惑星探査機「はやぶさ2」が持ち帰った小惑星リュウグウの砂から、23種類のアミノ酸が検出されました。このうち、生物のたんぱく質を作るアミノ酸も11種含まれており、地球以外の

宇宙にも生命体が存在している可能性があると話題になりました。
そんなアミノ酸は、私たちの体のたんぱく質を構成する物質でもあります。しかも、私たちの人体に関わる10万種類もあるたんぱく質は、わずか20種類のアミノ酸から作られています。
逆にいえば、これらのアミノ酸が不足すれば、体に欠かせないたんぱく質が作れなくなるということです。

必須アミノ酸は9種類、非必須アミノ酸は11種類

この20種類のアミノ酸は、体内で合成できない必須アミノ酸と、合成できる非必須アミノ酸に分類することができます。

〈必須アミノ酸〉

イソロイシン、ロイシン、バリン、ヒスチジン、リジン、メチオニン、

トリプトファン、フェニルアラニン、スレオニン。

この9種類のアミノ酸は、体内で合成できないため、食事から摂取する必要があります。

〈非必須アミノ酸〉

アスパラギン、アスパラギン酸、アラニン、アルギニン、システイン、グルタミン、グルタミン酸、グリシン、プロリン、セリン、チロシン。

非必須アミノ酸の11種類は、体内で作ることができます。しかし、このうち、アルギニンは乳幼児では合成量が少ないため、準必須アミノ酸と考えられています。

また、非必須アミノ酸は、グルタミン酸から合成されているものが多いのです。このため、グルタミン酸を多く含む食品（魚介類や海藻類）の摂取が不足すると、非必須アミノ酸であっても、体内で不足する可能性があるとされています。

体内で作れない必須アミノ酸9種の働き

イソロイシン	筋肉を強化し、成長を促す。 血管拡張作用や肝臓機能を強化。
ロイシン	筋肉合成のスイッチを入れ、筋肉を強化。 肝臓の働きを高める。
バリン	筋肉を強化し、成長を促す。 血液中の窒素量を調整する。
メチオニン	抗うつ効果。アレルギーによる かゆみを抑える効果。
フェニルアラニン	ドーパミンなどの神経伝達物質の材料となる。 血圧上昇作用。
スレオニン (トレオニン)	肝臓に脂肪がつくのを防ぎ、成長を促す。
トリプトファン	セロトニンなどの脳内物質の材料となる。 不眠解消や鎮静作用。免疫力アップ。
リジン(リシン)	成長を促し、体の組織の修復を促す。 抗体などの材料となる。
ヒスチジン	幼児の発達に必要。 神経機能を補助する。

体内で作れる非必須アミノ酸11種の働き

チロシン	ドーパミンなどの神経伝達物質や ノルアドレナリンなどのホルモンの材料となる。
システイン	毛髪や体毛に多く含まれる。 黒いメラニン色素の産生を抑える。
アスパラギン酸	エネルギー源として利用されやすい。 新陳代謝を促し、疲労回復効果が高い。
アスパラギン	アスパラガスから見つかったアミノ酸。 アスパラギン酸から合成される。
セリン	脳の神経細胞などの材料となる。 美肌効果があり、睡眠を改善する。
グルタミン酸	脳や神経の働きを助ける。疲労回復効果。 だしのうま味になる成分として知られている。
グルタミン	胃や腸管を守る。 筋肉に多く含まれ、筋肉合成に関わる。
プロリン	コラーゲンの材料となる。 天然保湿成分として、肌に潤いをもたらす。
グリシン	コラーゲンの3分の1を構成するアミノ酸。 運動や感覚など、体の調整を行う。
アラニン	肝臓のエネルギーとして利用される。 糖を合成する材料となる。
アルギニン	血管を拡張する。成長を促す。

たんぱく質を効率よく摂取するために「アミノ酸スコア」を活用しよう！

たんぱく質を効率よく摂取するためには、使用する食材にどれくらい必須アミノ酸が含まれているかを知っておくことが重要です。

その際に役立つのが、**「アミノ酸スコア」**です。

アミノ酸スコアとは、それぞれの食品が持つ必須アミノ酸の含有率を数値化した指標です。

アミノ酸スコアが１００に近ければ近いほど、栄養価が高いことになります。例えば、**卵はアミノ酸スコアが１００。必須アミノ酸の必要量をすべて満たしており、たんぱく質の中でも良質なたんぱく質である**ということです。

食品によっては、アミノ酸スコアが低いものもあります。

小麦のたんぱく質のアミノ酸スコアは50前後、精白米のアミノ酸スコアは93です。この二つの食品で最も不足する必須アミノ酸が、リジンであることが知られています。

その食品で利用できる必須アミノ酸の量を桶《おけ》に見立てた**「アミノ酸の桶理論」**という考え方があります（253ページ参照）。

ある食品において、9種類の必須アミノ酸のうち一つでもアミノ酸含有量が少ないものがあると、ほかの必須アミノ酸が100でも、100以下の低い数値のアミノ酸に合わせてしかアミノ酸が利用されないのです。

小麦のアミノ酸スコアは50。リジンのところが低いので、リジンのパーツが低い桶では、その高さまでしか水が溜められません。

つまり、ほかのアミノ酸が高くても、全体ではリジンの高さまでしかアミノ酸は利用できないのです。それだけ、たんぱく質の利用効率が悪いということです。

このように、アミノ酸スコアを使うことで、必須アミノ酸を多く含む食品を見分けることができ、たんぱく質の利用効率がアップするでしょう。

アミノ酸スコアが100の食品は、肉類、魚介類、牛乳、乳製品、卵、大豆、大豆製品など。大豆以外は、**ほとんどが動物性食品**です。

植物性食品である穀類や野菜類にも、たんぱく質は含まれますが、必須アミノ酸が少ないなど、アミノ酸のバランスはよくありません。このような場合、桶理論で示したように、たんぱく質の利用効率は、低いアミノ酸の量に合わせて下がってしまうわけです。

そんな**スコアの低い食品も、スコアの高い食品と組み合わせて、不足する必須アミノ酸を補う**ことが可能です。そのためにも、アミノ酸スコアを知っておくと便利です。

アミノ酸スコアを活用して、たんぱく質を効率よく摂取してください。

アミノ酸の桶理論とアミノ酸スコア

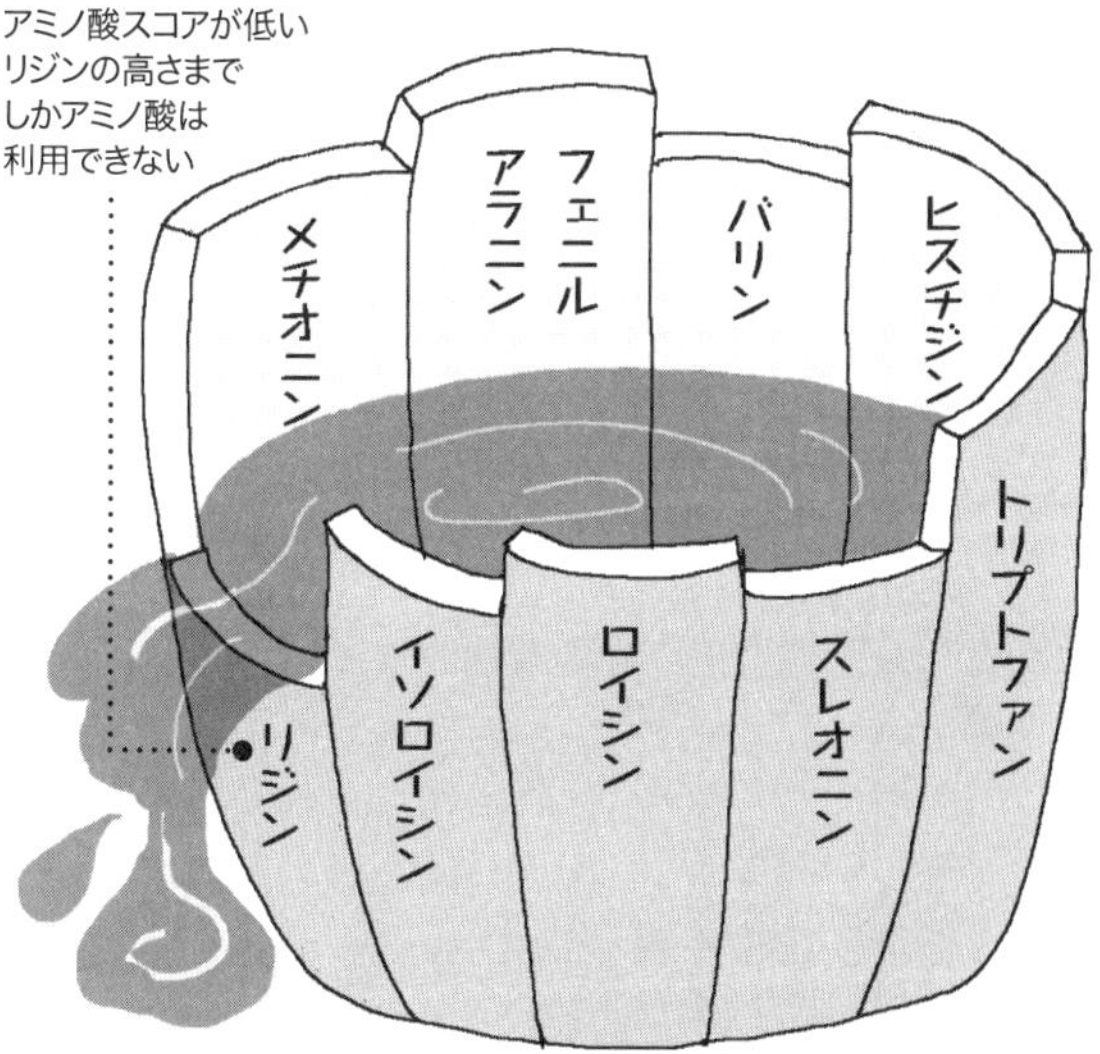

アミノ酸スコア 100	
牛肉	豚肉
鶏肉	アジ
イワシ	エビ
卵	大豆
豆腐	チーズ
ヨーグルト	牛乳
	など

アミノ酸スコア 99-90		
落花生	キャベツ	ナガイモ
精白米	オレンジ	など

アミノ酸スコア 89-80		
ゴボウ	トマト	ウメ
もち	ソバ	など

食べ物のたんぱく質がアミノ酸に分解され、栄養素として吸収されていく

食べ物から摂取したたんぱく質は、どういうルートをたどって体内で使われるのでしょうか。

まず、**食事として摂取されたたんぱく質は、いったんアミノ酸に分解されます。**というのも、**たんぱく質のままでは、分子構造が大きすぎて、小腸で吸収できないためです。**

食物は、胃や膵臓、小腸などの消化器官から分泌される消化酵素によって、吸収可能な大きさになるまで分解されていきます。

消化酵素には、「たんぱく質分解酵素」、「炭水化物分解酵素」、「脂肪分解

酵素」などがあります。たんぱく質を分解する酵素にもいくつか種類があり、その総称が**「プロテアーゼ」です。プロテアーゼには、「ペプシン」、「トリプシン」、「ペプチダーゼ」**などがあります。

たんぱく質は、胃→十二指腸→小腸で小さくなっていく

口で咀嚼《そしゃく》されたたんぱく質は、最初に胃で、たんぱく質分解酵素の一つ、ペプシンによってある程度の大きさまで分解されます。

続いて十二指腸に行くと、トリプシンによってさらに細かく分解されます。

たんぱく質はアミノ酸が50個以上結合したもので、それが、らせん状や球状につながった形をしています。

消化酵素は分子を切り分けるハサミの働きをしており、アミノ酸が結合

したひもを酵素が切って、ペプチドと呼ばれるもっと小さい単位のつながりや、単体のアミノ酸になるまで分解していくのです。

小腸に届くと、消化酵素のペプチダーゼの働きで、さらに個々のアミノ酸や、より小さいペプチドへと分解され、ようやくそれらが栄養素として吸収されることになります。

たんぱく質は毎日欠かさず摂取しなければいけない

吸収されたアミノ酸は肝臓を経由して、全身の細胞へ送られます。全身の細胞は、このアミノ酸を材料に新しいたんぱく質を合成します。それが筋肉の材料になったり、エネルギーとして使われたりするのです。

こうした、たんぱく質の合成は毎日行われています。このため、たんぱく質は毎日欠かさず摂取する必要があるといえるのです。

毎日200～300gのたんぱく質が減っている

たんぱく質の合成は毎日行われています。**生命活動を担っている、すべてのたんぱく質自体に寿命がある**からです。役割を終えたたんぱく質は、新たに作られたたんぱく質に置き換えられていきます。

この**たんぱく質の入れ替わりは、「ターンオーバー」**と呼ばれています。

ただし、寿命を迎えたたんぱく質がどのように識別されているのか、具体的に何が寿命を決定しているのかは、まだはっきりわかっていません。

たんぱく質の寿命は、短いもので数分から、長くても数カ月。

入れ替わるスピードは、たんぱく質の種類によって異なります。

例えば、**肝臓は約2週間、赤血球は約120日、筋肉は約180日でその半分が入れ替わる**とされています。

これを半減期といいます。この入れ替わりの過程で、一定量のたんぱく質が減っていくことは事実です。

大人の場合、**1日に200〜300gのたんぱく質が体の中で分解されている**と考えられています。

たんぱく質が減っているわけですから、それを食べ物で補わなければなりません。

こうした入れ替わりが、**細胞の新陳代謝**です。新しいたんぱく質を合成するには、材料になるアミノ酸が必要です。

だからこそ、**たんぱく質は毎日摂取する必要があり、1食20g以上とっていくことが大切になる**のです。

ウシを食べてもヒトになる理由は?

私たちが食事でとったたんぱく質は、いったん分解されて、アミノ酸になります。

それが血液によって全身の細胞へ送られて、それぞれの部位で、**必要なたんぱく質として再合成**されます。

牛肉を食べたとすると、私たちはウシのたんぱく質を消化して、アミノ酸にまで分解します。

そこまで分解されると、これは、もはや全生物共通の材料といってよいでしょう。このアミノ酸を使って、ウシも、ヒトも、ほかの生物も、自分のためのたんぱく質を作るのです。

アミノ酸が細胞に届けられると、それぞれの細胞の用途に応じて、ヒトならヒトのたんぱく質として作り直されることになります。

この**再合成を決定しているのが、遺伝子**です。

細胞を作る「たんぱく質の設計図」がある

私たちの体は、60兆個の細胞からできています。

各細胞には、「核」と呼ばれる部分があり、核の中にDNA（デオキシリボ核酸）が収められています。

DNAには、アデニン（A）、チミン（T）、グアニン（G）、シトシン（C）という**4種類の塩基《えんき》が規則的に並んでいて、それらの並び方が、たんぱく質を作るための遺伝情報（遺伝子）となっている**のです。

塩基の配列の違いによって、作られるたんぱく質が違ってきます。

つまり、**遺伝子がたんぱく質の設計図となって、その指示に従ってアミノ酸が組み合わされ、それぞれのたんぱく質が作られる**のです。

私たちはヒトのＤＮＡを持っていますから、食物としてとったウシのたんぱく質を分解・吸収したアミノ酸を素材として、ヒトのたんぱく質が作られるわけです。

体のあらゆる部位で、こうして合成されたたんぱく質が、細胞を作る材料になっています。

また、**細胞の中で直接働いているのも、たんぱく質が中心**です。

遺伝子を設計図とすると、たんぱく質はその設計図によって作られる細胞の「材料」にもなり、細胞の中の「道具」にもなっています。

このように、私たちの細胞が生存していく上でも、たんぱく質がきわめて重要な働きをしているといえるのです。

筋肉だけじゃない！ たんぱく質は体にとって最重要栄養素

たんぱく質は、英語で「プロテイン」といいます。**プロテインは、古代ギリシャ語の「プロテオス」が語源。その意味は、「最も重要なもの」で**す。その名のとおり、たんぱく質は、体にとって最も重要な栄養素といってよいでしょう。

たんぱく質は、私たちの体の中で実に多くの役割を果たしています。その働きを、三つに分けてお話ししてみましょう。

〈たんぱく質の主な働き〉

① 体を構成する成分となる

② 酵素やホルモンなど、体の機能を調節する成分となる

③ エネルギー源となる

第一に、たんぱく質は、筋肉や臓器など、体を構成する成分となります。**筋肉だけでなく、体の骨格や皮膚、内臓など、あらゆる組織を構成する材料となります。美肌に欠かせないといわれるコラーゲンも、毛髪や爪の主成分となるケラチンも、たんぱく質でできているのです。**

体の各部位に占めるたんぱく質の割合(水分を除いたとき)は、次のようになります。

脳の約45%、心臓の約60%、毛髪の約90%、筋肉の約80%、骨の約30%、皮膚の約60%、腸の約60%がたんぱく質。

このように、多くの割合を占めているために、たんぱく質が不足すると、それぞれの組織にも悪影響が出てくることになります。

第二に、たんぱく質は、体を作る材料となるだけでなく、酵素やホルモンなど、体の機能を調節する成分にもなります。

筋肉や臓器がきちんと働くためには、さまざまな酵素やホルモン、神経伝達物質などの働きが欠かせません。

それらの**酵素やホルモン、神経伝達物質なども、たんぱく質から作られています。**その代表ともいえるのが、膵臓から分泌されて、血糖値を下げるホルモンのインスリン。**インスリンもたんぱく質で作られています。**さらに、**酸素を運搬するヘモグロビンなどの血液成分、遺伝子、免疫物質もたんぱく質でできています。**

第三が、エネルギー源です。

三大栄養素のうち、炭水化物が優先的にエネルギー源として使われますが、**炭水化物が不足してエネルギー源が足りない場合は、たんぱく質が分解されてエネルギー源として利用されることがあります。**

たんぱく質は、1gあたり約4kcalのエネルギーを生み出します。

筋肉疲労を回復させる必須アミノ酸「BCAA」

私たちが体を動かせるのは、筋肉があるからです。

水分を除くと、筋肉の約80％がたんぱく質でできています。

筋肉は、大きく分けると、**「骨格筋《こっかくきん》」**、**「心筋《しんきん》」**、**「平滑筋《へいかつきん》」**の3タイプがあります。

骨格筋は、主に骨についている筋肉で、体を動かすときに働きます。「座る、立つ、歩く」、「物を投げる」といった動作は、すべて骨格筋が収縮することによって可能になります。**心筋は、心臓を拍動させる筋肉です。平滑筋は、血管や内臓を動かす筋肉です。**

骨格筋は**「随意筋《ずいいきん》」**とも呼ばれており、自分の意思で動かすことができます。一方、心筋や平滑筋は**「不随意筋《ふずいいきん》」**と呼ばれ、自分の意思ではコントロールすることができません。自律神経によってコントロールされて動く筋肉です。

代表的な筋肉である骨格筋の構造を見てみましょう。

筋肉は、**「筋束《きんそく》」**と呼ばれる束《たば》が集まってできています。その筋束は、**「筋《きん》線維《せんい》」**と呼ばれる長い線維が束になり、構成されています。運動すると、筋線維の1本1本が太くなることで、筋肉が太くなっていくのです。

筋線維の細胞質には、**「筋原線維《きんげんせんい》」**と呼ばれる細長い糸状の束が詰まっています。そして、この筋原線維の中には、「太い線維」と「細い線維」の2種類が規則正しく交互に並んでいます。

太い線維は主に「ミオシン」、細い線維は主に「アクチン」というたんぱく質からできています。脳から筋肉を動かせという指令が出されると、神経伝達物質を介して骨格筋に指令が伝わり、ミオシンとアクチンという二つの線維が働いて、筋肉が収縮し、筋肉が動かされることになるのです。

なお、**体を作る20種類のアミノ酸のうち、必須アミノ酸に属するイソロイシン、ロイシン、バリンを総称して、分岐鎖《ふんきさ》アミノ酸（BCAA《ビーシーエーエー》）といいます。BCAAは、筋肉を構成しているアミノ酸の約35％を占めるとされ、筋肉の合成を促したり、筋肉の分解を抑制したりする働きをしています。**

また、BCAAは、筋肉の疲労を回復させ、肉体の疲れを解消する効果ももたらします。そのため、運動をしている人はもちろんのこと、運動習慣がない人も、疲れを感じたときに、BCAAを含むたんぱく質をとることが勧められるのです。

たんぱく質は、単に筋肉の材料となるだけではなく、筋肉を動かす機能にも深く関わっています。**筋肉を維持・強化したり、疲労回復を図ったりする働きも、たんぱく質の作用によるものです。**

肌のハリや弾力を保つコラーゲンもたんぱく質でできている

たんぱく質は、筋肉以外にも体のさまざまな部分を構成しています。例えば、コラーゲン。**体を作っているたんぱく質のうち約30％はコラーゲンが占めているのです。**

コラーゲンといえば、肌のハリや弾力を保つのに必要な成分として知られていますが、実は、骨にもコラーゲンが含まれています。

骨は、鉄筋コンクリートによくたとえられます。**外側のコンクリートを作るのに必要なのがカルシウム。コラーゲンは、中の鉄筋の役目を果たします。**つまり、コラーゲンの鉄筋にカルシウムのコンクリートをつけたものが骨というわけです。鉄筋にあたるコラーゲンが減ったり、劣化したりすると、骨はもろくなってしまいます。

皮膚は、「表皮」、「真皮」、「皮下組織」の3層からなりますが、このうち、**肌のハリや弾力を生み出しているのが、真皮のコラーゲンとエラスチン。真皮には、コラーゲンが網目状に張り巡らされていますが、エラスチンは、その網目部分をつなぎとめる役割を果たしています。エラスチンもたんぱく質。エラスチンが不足すると、コラーゲンを支えきれず、シワやたるみの原因になる**ともいわれています。

ほかに、コラーゲンは、**軟骨、靭帯《じんたい》、目の角膜《かくまく》、血管壁**なども構成しています。コラーゲンは加齢によって減ってくるため、たんぱく質を積極的に補給していく必要があるのです。

ちなみに、コラーゲンを補給する場合、コラーゲンを多く含んだ健康食品やサプリメントで摂取するのでもよいか、疑問をお持ちの人もいらっしゃるでしょう。これについては議論があります。**食べたコラーゲンが、そのまま皮膚や骨のコラーゲンになるわけではない**からです。健康食品やサプリメントのコラーゲンによる有効性については、皮膚のコラーゲンの状態が改善するという報告と、改善しないという報告が混在しており、その効果が明確ではないのが現状です。

ともあれ、コラーゲンを不足させないために、体のコラーゲンの材料となるたんぱく質をしっかり摂取しておくことをお勧めします。

また、**髪の毛の主な成分は、ケラチンというたんぱく質。不足すると抜け毛が増えたり、髪質が低下して、髪の毛のコシやハリ、ツヤがなくなったりする**可能性があります。

爪も同様に、ケラチンによって作られています。爪に縦のスジが入るような変化が見られたら、たんぱく質が足りていない証拠。健康維持のためにも、食事を見直してみる必要があるでしょう。

酵素、ホルモン、神経伝達物質もたんぱく質でできている

私たちの体の中では、物質を合成したり、分解したりする化学反応が常に行われています。この**体内での化学反応を「代謝」**といいます。**代謝が行われるためのサポートをしているのが「酵素」**です。

体内には、約5000種類もの酵素があるとされています。呼吸や消化・吸収、排泄、代謝の調節などのあらゆる機能に酵素が関わっています。

体内にある酵素は、大きく**「消化酵素」**と**「代謝酵素」**に分けられます。

消化酵素は、食べ物の消化に関わる酵素です。炭水化物を分解する「アミラーゼ」、たんぱく質を分解する「プロテアーゼ」、脂質を分解する「リ

パーゼ」などがあります。

代謝酵素は、消化酵素によって分解された栄養素をエネルギーに変える働きがあり、運動や呼吸、肌の新陳代謝などの生命活動に関わっている酵素です。私たちが呼吸する際、二酸化炭素を排出できるのも、炭酸脱水酵素の働きによります。古くなった細胞を壊したり、新しい細胞を産生したりするのも、代謝酵素の働きです。

こうした酵素のほとんどが、たんぱく質によって作られています。**たんぱく質の摂取が十分でなければ、体内で作り出される酵素の量が少なくなり、体のあちこちで不調が出てきます。体の調子を整えるためにも、1食20gというたんぱく質の摂取目標をクリアしましょう。**

また、**ホルモンや神経伝達物質も、たんぱく質でできていて、ホルモンは体の働きを維持するために、いろいろな機能を調節しています。**現在、私たちの体の中で働くホルモンが、100種類以上見つかっています。

このうち、インスリン、成長ホルモン、副腎皮質刺激ホルモン、甲状腺刺激ホルモン放出ホルモン、副甲状腺ホルモン、卵胞刺激ホルモン、黄体形成ホルモンなど、多くのホルモンが、アミノ酸がつながったペプチド、あるいは、たんぱく質によって作られているのです。

甲状腺ホルモンやメラトニンといったホルモンは、アミノ酸のトリプトファンやチロシンから作られます。

神経伝達物質も、アミノ酸から作られているものがとても多いのです。

必須アミノ酸であるトリプトファンを原料として、神経伝達物質のセロトニンが作られます。ドーパミンやノルアドレナリン、γ《ガンマ》-アミノ酪酸(GABA《ギャバ》)などの産生にも、フェニルアラニンやチロシン、グルタミン酸といったアミノ酸が関わっています。

そもそも、非必須アミノ酸であるグルタミン酸やアスパラギン酸、グリシンなどは、それ自体が神経伝達物質として機能しています。

免疫細胞や抗体もたんぱく質から作られる

たんぱく質は、体の免疫機構にも深く関わっています。

これを三つの側面から説明してみましょう。

第一に、**免疫に関わる細胞や抗体は、たんぱく質で作られています。**

細菌やウイルスなどの病原体と戦い、殺菌したり、抗体を作ったりする**免疫細胞には、マクロファージやNK《エヌケー》細胞、T《ティー》細胞やB《ビー》細胞などがありますが、これらの免疫細胞の主成分がたんぱく質です。免疫力を担う抗体（免疫グロブリン）も、たんぱく質で構成されています。**

特に、高齢者は免疫力が下がりやすいので、意識的にたんぱく質をとっていく必要があります。

第二に、**免疫機構の中心である腸でも、たんぱく質の構成要素であるアミノ酸が重要な働きをしています。**

免疫細胞や抗体が作られる場所は、私たちの体の中で最も大規模な免疫器官とされている腸管です。そして、その**腸管を動かす唯一のエネルギー源がアミノ酸**なのです。

免疫機構の中心であり、かつ、栄養吸収の場所ともなっている小腸を動かしているのは、腸から吸収した栄養分ではなく、食べ物から合成されたグルタミン――つまり、体で使われる20種類のアミノ酸の一つです。

では、腸の活動のエネルギー源として、グルタミンをたくさんとればよいのでしょうか。実は、そうではありません。グルタミンは非必須アミノ酸ですので、体内でほかのアミノ酸から合成されます。

つまり、**良質なたんぱく質をとり、20種類のアミノ酸をバランスよく摂**

取することが、グルタミンの産生につながるということです。

第三が、**体温アップの側面。人間の体は、体温が1度下がると、免疫力が30%落ち、体温を1度上げると、免疫力は5～6倍にもなる**とされています。

体温が上がると血流がよくなって、免疫細胞である白血球が体のすみずみまで巡ることで、免疫力が発揮されると考えられています。

そして、体温を上げるために欠かせないのが、筋肉量を維持し、筋肉量を増やすことです。

じっとしていても、筋肉は常にエネルギーを消費し、熱を生み出しています。**体温の約40%は、筋肉から産生されているといわれます。**しっかりした筋肉があることが、体温維持に役立つのです。

本書で何度も指摘してきましたが、**筋肉を維持し、増やしていくためには、たんぱく質の摂取と運動をセットで行うことが何より大切なのです。**

特別付録

たんぱく質含有量

[食品別ランキング]

たんぱく質を豊富に含む「肉類」「魚介類」「魚介加工品」「乳製品」「大豆加工品」「種実類」「穀類」のうち、普段よく使う代表的な食品を中心にチョイスして、たんぱく質の含有量が多い順に並べてみました。毎日の食事メニューの参考にしてください。たんぱく質が多いからといって、そればかり食べるのではなく、動物性食品も植物性食品もバランスよく摂取しましょう。

※「日本食品標準成分表2020年版(八訂)」より。可食部100gあたりの成分量。

肉類ランキング

	食品名	たんぱく質量（g）	エネルギー量（kcal）	脂質量（g）
1	鶏のささみ	23.9	98	0.8
2	鶏むね肉（皮なし）	23.3	105	1.9
3	豚ヒレ肉	22.2	118	3.7
4	鶏むね肉（皮つき）	21.3	133	5.9
5	豚もも肉	20.5	171	10.2
6	豚レバー	20.4	114	3.4
7	牛もも肉	19.2	235	18.7
8	牛ヒレ肉	19.1	207	15.0
9	鶏もも肉（皮なし）	19.0	113	5.0
10	ロースハム	18.6	211	14.5

※可食部100gあたりの成分量

魚介類ランキング

	食品名	たんぱく質量（g）	エネルギー量（kcal）	脂質量（g）
1	マグロ赤身	26.4	115	1.4
2	カツオ（春獲り）	25.8	108	0.5
3	サケ	22.3	124	4.1
4	ブリ	21.4	222	17.6
5	シシャモ	21.0	152	8.1
6	タイ	20.6	129	5.8
6	サバ	20.6	211	16.8
8	サワラ	20.1	161	9.7
8	マグロ脂身	20.1	308	27.5
10	アマエビ	19.8	85	1.5

※可食部100gあたりの成分量

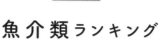

魚介加工品ランキング

	食品名	たんぱく質量（g）	エネルギー量（kcal）	脂質量（g）
1	ウナギ蒲焼き	23.0	285	21.0
2	サケ水煮（缶詰）	21.2	56	8.5
3	サバ水煮（缶詰）	20.9	174	10.7
4	アサリ水煮（缶詰）	20.3	102	2.2
4	イワシ油漬け（缶詰）	20.3	351	30.7
6	サンマ味付け（缶詰）	18.9	259	18.9
7	マグロ水煮（缶詰）	16.0	70	0.7
8	さつま揚げ	12.5	135	3.7
9	ちくわ	12.2	119	2.0
10	カニ風味かまぼこ	12.1	89	0.5

※可食部100gあたりの成分量

乳製品ランキング

	食品名	たんぱく質量（g）	エネルギー量（kcal）	脂質量（g）
1	スキムミルク（脱脂粉乳）	34.0	354	1.0
2	ゴーダチーズ	25.8	356	29.0
3	チェダーチーズ	25.7	390	33.8
4	プロセスチーズ	22.7	313	26.0
5	カマンベールチーズ	19.1	291	24.7
6	モッツァレラチーズ	18.4	269	19.9
7	加工乳（低脂肪）	3.8	42	1.0
8	ヨーグルト（全脂肪無糖）	3.6	56	3.0
9	加工乳（濃厚）	3.4	70	4.2
10	牛乳	3.3	61	3.8

※可食部100gあたりの成分量

大豆加工品ランキング

	食品名	たんぱく質量（g）	エネルギー量（kcal）	脂質量（g）
1	きな粉（脱皮大豆）	37.5	456	25.1
2	油揚げ	23.4	377	34.4
3	ひきわり納豆	16.6	185	10.0
4	糸引き納豆	16.5	184	10.0
5	がんもどき	15.3	223	17.8
6	高野豆腐（水煮）	10.7	104	7.3
6	生揚げ	10.7	143	11.3
8	木綿豆腐	7.0	73	4.9
9	絹ごし豆腐	5.3	56	3.5
10	豆乳	3.6	43	2.8

※可食部100gあたりの成分量

種実類ランキング

	食品名	たんぱく質量（g）	エネルギー量（kcal）	脂質量（g）
1	カボチャの種（炒り・味付け）	26.5	590	51.8
2	ピーナッツ（炒り）	25.0	613	49.6
3	アーモンド（フライ・味付け）	21.3	626	55.7
4	ゴマ（炒り）	20.3	605	54.2
5	ヒマワリの種（フライ・味付け）	20.1	603	56.3
6	カシューナッツ（フライ・味付け）	19.8	591	47.6
7	ピスタチオ（炒り・味付け）	17.4	617	56.1
8	クルミ（炒り）	14.6	713	68.8
9	ヘーゼルナッツ（フライ・味付け）	13.6	701	69.3
10	マカデミアナッツ（炒り・味付け）	8.3	751	76.7

※可食部100gあたりの成分量

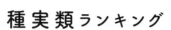

穀類ランキング

	食品名	たんぱく質量（g）	エネルギー量（kcal）	炭水化物量（g）
1	ベーグル	9.6	270	54.6
2	フランスパン	9.4	289	57.5
3	食パン	8.9	248	46.4
4	スパゲッティ（ゆで）	5.8	150	32.2
5	中華めん（ゆで）	4.9	133	29.2
6	ソバ（ゆで）	4.8	130	26.0
7	そうめん（ゆで）	3.5	114	25.8
8	玄米（ごはん）	2.8	152	35.6
9	うどん（ゆで）	2.6	95	21.6
10	精白米（ごはん）	2.5	156	37.1

※可食部100gあたりの成分量

おわりに

たんぱく質摂取も運動も始めるのに遅いということはありません！

近年、たんぱく質に対する関心が高まりつつあり、私自身も、さまざまなメディアから取材を受けることが増えました。取材で尋ねられることが多いのが、私の専門領域である**サルコペニア**についてです。

サルコペニアとは、加齢などによって筋力がガクンと落ち、身体機能が低下した状態を指しますが、コロナ禍以降、仕事のリモート化や巣ごもり生活の影響で、深刻な運動不足に陥っている人が急増しました。

「歩くスピードが遅くなった」、「転びやすくなった」、「立つ、座るだけでもしんどい」等々、体力や筋力の低下を実感している高齢者が、以前よりかなり増えてきています。それは多くのデータが示しています。

本書は、そんな切実な声に応えるため、現に困っている人たちに向けて、今日からでも取りかかることができる「たんぱく質の効果的な摂取法と筋肉を増やす運動の最新のアプローチ」を提供しようとしたものです。

くり返しになりますが、体力・筋力の低下を実感するようになったら、ぜひご自身の生活を見直してみてください。

たんぱく質がしっかりとれているでしょうか？　運動はしていますか？

もしも、食事も運動も十分ではないことがわかったなら、食習慣を見直し、体を動かしていきましょう。あなたが現在、70歳代、80歳代でも何も問題ありません。始めるのに遅いということは決してないのです。

本書が、みなさんの健康と元気、長寿を支える一助となるのなら、筆者としてこんなに幸せなことはありません。

藤田　聡

著者プロフィール
藤田　聡（ふじた・さとし）
立命館大学スポーツ健康科学部教授

1970年生まれ。1993年、ノースカロライナ州ファイファー大学スポーツ医学・マネジメント学部卒業。2002年、南カリフォルニア大学大学院博士課程修了。博士（運動生理学）。2006年にテキサス大学医学部講師、2007年に東京大学大学院新領域創成科学研究科特任助教を経て、2009年に立命館大学に着任。運動生理学を専門とし、老化とともに起こる筋量と筋機能の低下（サルコペニア）に焦点を当てた骨格筋たんぱく質代謝についての研究を行っている。運動と栄養摂取によるたんぱく質代謝を若年者と高齢者で比較し、筋たんぱく質合成と分解のメカニズムを分子レベルで解明する研究を進めている。長年の研究に基づき健康をサポートする（株）OnMotionを、大学発ベンチャーとして2021年に設立。主な監修書に『筋肉がつく！やせる！タンパク質データBOOK』（朝日新聞出版）、『眠れなくなるほど面白い 図解 たんぱく質の話』（日本文芸社）、『1日2トレ！美肌をつくる筋トレ』（新星出版社）などがある。

レシピ考案
小山浩子（こやま・ひろこ）
料理家・管理栄養士

NHKをはじめ健康番組出演、全国での講演活動、メニュー開発、栄養コラム執筆等幅広く活動。これまで指導した生徒は7万人以上に及ぶ。著作も多数あり、『目からウロコのおいしい減塩「乳和食」』（主婦の友社）で、2014年グルマン世界料理本大賞イノベイティブ部門世界第2位、『はじめよう乳和食』（日本実業出版）で、2019年ミルク＆チーズ部門世界第2位を受賞。健康と作りやすさに配慮したオリジナルレシピを発信し続けている。メディアで話題の乳和食の開発者でもある。

【参考文献】
『眠れなくなるほど面白い 図解 たんぱく質の話』藤田 聡監修・日本文芸社
『カラダに効く！タンパク質まるわかりブック』藤田 聡監修・学研プラス
『たんぱく質をとって一生健康！』藤田 聡監修・宝島社
『面白いほどわかる たんぱく質の新常識』藤田 聡監修・宝島社

STAFF

イラスト　ナムーラミチヨ
デザイン・図版作成　中村たまを
編集協力　Le ciel bleu　速水千秋
校正　西進社

間違いだらけの「たんぱく質」の摂り方

2024年6月10日　第1刷発行

著者　藤田 聡
発行者　永岡純一
発行所　株式会社永岡書店
〒176-8518　東京都練馬区豊玉上1-7-14
代表☎ 03(3992)5155　編集☎ 03(3992)7191
DTP　センターメディア
印刷　アート印刷社
製本　コモンズデザイン・ネットワーク

ISBN978-4-522-45430-5　C0177